"北大医学口腔临床规范诊疗丛书"编委会

U0197370

国家出版基金项目
NATIONAL PUBLICATION FOUNDATION

"十三五"国家重点出版物出版规划项目

北大医学口腔临床规范诊疗丛书

现代牙体牙髓病学规范诊疗手册

主　　编　王晓燕

主　　审　高学军　岳　林

编　　者　（按姓名汉语拼音排序）

包旭东　董艳梅　冯　琳　高学军

梁宇红　刘颖熠　吕　平　马　涛

聂　杰　田　华　王晓燕　王祖华

岳　林　曾　艳　张　杰　郑春艳

邹晓英

秘　　书　邹晓英　聂　杰

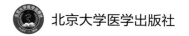

北京大学医学出版社

XIANDAI YATIYASUIBINGXUE GUIFAN ZHENLIAO
SHOUCE

图书在版编目（CIP）数据

现代牙体牙髓病学规范诊疗手册/王晓燕主编. —北京：北京大学医学出版社，2022.12

ISBN 978-7-5659-2758-4

Ⅰ.①现…　Ⅱ.①王…　Ⅲ.①牙疾病—诊疗—手册②牙髓病—诊疗—手册　Ⅳ.①R781-62

中国版本图书馆CIP数据核字（2022）第186729号

现代牙体牙髓病学规范诊疗手册

主　　编：王晓燕
出版发行：北京大学医学出版社
地　　址：（100191）北京市海淀区学院路38号　北京大学医学部院内
电　　话：发行部 010-82802230；图书邮购 010-82802495
网　　址：http://www.pumpress.com.cn
E - m a i l：booksale@bjmu.edu.cn
印　　刷：北京信彩瑞禾印刷厂
经　　销：新华书店
策划编辑：董采萱
责任编辑：董采萱　责任校对：靳新强　责任印制：李　啸
开　　本：889 mm × 1194 mm　1/32　印张：8.25　字数：230千字
版　　次：2022年12月第1版　2022年12月第1次印刷
书　　号：ISBN 978-7-5659-2758-4
定　　价：68.00元

　　20 年前，北京医科大学口腔医学院（现北京大学口腔医学院）先后编写出版了《现代口腔科诊疗手册》和"口腔临床医师丛书"。这两套书籍因其便于携带、易于查阅、实用性强的手册形式，言简意赅、富有科学性和指导性的编写风格，受到了广大读者的欢迎和喜爱。其间，我收到了很多读者和一些作者的反馈，北京大学医学出版社的领导也多次向我提出，希望北京大学口腔医学院再次启动丛书的修订再版。

　　时隔 20 年，口腔医学发生了翻天覆地的变化，新理论、新知识、新技术、新材料不断涌现。随着显微根管治疗和现代口腔种植技术的广泛应用，现代牙体牙髓治疗和口腔修复与传统的"补牙"和"镶牙"已经不是一个概念；部分以手工操作为主的技工室已经被全自动化的无人车间所替代。数字化技术的广泛应用显著提高了口腔疾病诊疗的质量和效率。口腔医生需要及时更新自己的知识，不断"充电"，才能跟上口腔医学知识和技术的快速发展，才能满足口腔疾病诊治的需要。我们编写出版的诊疗手册也理所当然地要反映出这些年口腔医学领域的新进展。

　　基于此，北京大学口腔医学院组织专家修订了丛书，更名为"北大医学口腔临床规范诊疗丛书"，内容扩展为 10 个分册，涵盖口腔临床医学的各个专科，使其更为系统和完整。本着规范与创新相结合的原则，这套丛书既重点叙述经典的诊疗规范，也适当介绍前沿新概念、新知识和新技术的临床应用。在保持简便实用的手册风格的基础上，采用现代图书出版的数字化技术，大大增强了丛书的可读性。通过这一系列的更新和改进，新手册将以崭新的面貌呈现在广大读者面前，也将再次得到大家的欢迎和喜爱。可喜的是，这套丛书还顺利入选

"十三五"国家重点出版物出版规划项目，并得到了国家出版基金的资助。

北京大学口腔医学院（北京大学口腔医院）是国际上规模最大的口腔专科医院，是国家口腔医学中心，也是我国建院历史悠久、综合实力一流的口腔医学院校，长期以来发挥着口腔医学界领头羊的作用。参加本套丛书编写的作者都是活跃在临床一线的口腔医学专家，具有丰富的临床和教学经验。由他们编写而成的诊疗手册具有很强的权威性、指导性和实用性。

衷心祝贺"北大医学口腔临床规范诊疗丛书"出版面世，祝贺北京大学口腔医学院在打造口腔医学诊疗手册传世精品的道路上迈出了雄健的步伐！也诚挚地把这套手册推荐给我们的口腔医学同道。

俞光岩

北京大学口腔医学院编写的《现代口腔科诊疗手册》和"口腔临床医师丛书"小巧实用，便于随身携带查阅，出版以来，深受广大口腔医师欢迎，成为口腔医师的良师益友。为了适应口腔医学的不断发展，提升丛书质量，使丛书能够更好地服务于临床工作，满足不断增长的口腔医师临床工作的需求，我们对丛书进行了更新，并更名为"北大医学口腔临床规范诊疗丛书"。

"北大医学口腔临床规范诊疗丛书"共包含 10 个分册，即《现代口腔颌面外科学规范诊疗手册》《现代口腔修复学规范诊疗手册》《现代口腔正畸学规范诊疗手册》《现代牙体牙髓病学规范诊疗手册》《现代牙周病学规范诊疗手册》《现代儿童口腔医学规范诊疗手册》《现代口腔黏膜病学规范诊疗手册》《现代口腔全科医学规范诊疗手册》《现代口腔颌面医学影像学规范诊断手册》和《现代口腔颌面病理学规范诊断手册》。这套手册内容涵盖了口腔临床的各个专科，成为一套系统、完整的口腔医学诊疗手册。为适应住院医师规范化培训需求，此次修订增加了口腔颌面医学影像学、口腔颌面病理学和口腔全科医学方面内容的三个分册。

近年来，口腔临床医学得到了很大发展。数字化口腔医学技术在临床中普遍应用，口腔医学新知识、新技术和新疗法不断涌现并逐步成熟。这套手册在介绍经典诊疗规范的同时，注意适当介绍前沿新概念、新知识和新技术的临床应用，以保证整套手册内容的先进性。在编写方式上，本版手册尝试采用了现代图书出版的数字化技术，既丰富了内容，也使内容的呈现方式更加多元化，明显提高了本套丛书的可读性与临床实用性。这些新编写方式的采用既给编者们提供了更多展示手册内容的手段，也提出了新的挑战。感谢各位编委在繁忙的工作中适应新的要求，为这套手册的编写所付出的辛勤劳动和智慧。

这套手册是在北京大学口腔医学院前两套手册基础上的传承，感谢前辈们为这套手册的出版所做出的贡献。中华口腔医学会原会长俞光岩教授担任丛书顾问并作序，提出了宝贵的修改意见。这套手册的修订也得到了北京大学医学出版社的大力支持。在此，向所有为丛书编写出版做出努力和贡献的同仁致以崇高的敬意！

由于丛书编写涉及口腔各专科领域，各专科存在交叉重叠情况，编写人员专业特长不同，加之水平有限，书中难免存在不足之处，敬请广大读者给予批评指正！

郭传瑸

　　牙体牙髓病是口腔医学临床中最常见和多发的疾病。最新的第四次全国口腔健康流行病学调查显示，我国中年人群的患龋率高达 89%，老年人群的患龋率甚至高达 95% 以上。龋病防治工作在我国任重而道远！若龋病未得到及时诊治，进一步发展会导致牙髓病和根尖周病，造成患者牙痛和牙龈肿痛，这也是患者就诊口腔科的主要原因。牙体牙髓病的诊治也因此成为口腔医疗机构门诊工作的主要内容之一。

　　规范化诊治牙体牙髓病，能够保存活髓和保留天然牙，能够控制疾病进展和恢复口颌功能，并保持咀嚼器官的完整性，是维护患者口腔健康的基石。在临床工作中，如果没有按照规范诊治牙体牙髓病，不仅不能解除患者的病痛，反而会加重病情，使其复杂化，也使后续的疾病诊治更为棘手，影响治疗效果。这也是为什么在口腔执业医师资格考试以及住院医师规范化培训中，牙体牙髓病的诊治内容占据了很重要的位置。

　　本书汇集了北京大学口腔医院牙体牙髓科医师丰富的临床经验和专业知识，与《牙体牙髓科临床规范诊疗工作手册》以及北京大学长学制教材《牙体牙髓病学》（第 3 版）相辅相成，互为一体。本手册涵盖了牙体牙髓病的检查、诊断与治疗，其中不仅有"三基"内容，还收录了近年来牙体牙髓病诊治的新理念、新知识和新技术。本书沿袭了手册的编排体系，简明清晰，临床实用性强。本书的内容不仅限于"怎么做"，还增加了"为什么这么做"的相关内容，希望能够达到"授人以渔"的目的。

　　本书内容受众范围广，可供各级医师选择参考。衷心希望广大从事牙体牙髓病治疗的同行们和读者们对本书提出宝贵意见，让我们共同进步！

王晓燕

目　录

第一章

口腔检查与治疗计划

掌握口腔检查和牙体牙髓疾病诊断的方法是正确进行临床诊疗的前提。我们应针对患者的全身情况，以及患牙的病变程度、治疗难度和预后，进行术前评估并制订治疗计划。

第一节 病史采集

病史采集是医患交流和对疾病做出诊断的第一步。医师一般采取问诊的方式，了解疾病的发生、进展、治疗经过以及患者的全身状况。病史采集的内容包括患者的一般资料、主诉、口腔病史以及全身病史。

一、一般资料

一般资料包括姓名、性别、年龄、民族、职业、出生地、家庭住址和联系方式。一般在病历首页，由患者或患者家属填写。

二、主诉

主诉指患者前来就诊要解除的主要症状。主诉的记录要求完整、简洁，应包括患者就诊时发生不适症状的部位、最主要的症状以及发生症状的时间或症状持续的时间。

主诉三要素：发生部位 + 主要症状 + 持续时间。

三、口腔病史

口腔病史包括现病史、既往史和家族史。

1. 现病史 问诊应围绕患者的主诉进行，仔细询问主诉的发生部位、主要症状、发病时间，诱发、加重及缓解因素，治疗过程及目前情况。现病史应按照主诉时间展开对主要症状的描述，再追溯既往发生过的相关症状和治疗史。

牙痛是牙体牙髓病患者就诊最常见的原因，问诊内容可围绕疼痛从以下几方面进行。

（1）疼痛的部位：可问患者哪里疼，可否指出疼痛的部位或范围。牙体牙髓病引起的牙痛可呈现为局限性疼痛或放散性疼痛。局限性疼痛指疼痛仅局限于患牙，患者能明确指出疼痛的部位。放散性疼痛指患牙产生的疼痛可向一定区域放散，患者难以指出痛牙所在，仅能指出疼痛的区域，如左侧或右侧。

（2）疼痛的方式：可问患者怎么疼。牙体牙髓病引起患牙疼痛的方式常为自发痛或激发痛。自发痛是指患牙未受到外界刺激而发生的疼痛，常在咀嚼器官处于静止状态下发生。激发痛是指患牙在受到某种刺激如冷、热、咀嚼等时才发生疼痛，患者常能说出疼痛的明显诱因。

（3）疼痛的性质、程度：可询问患者疼痛是锐痛、剧痛、跳痛，还是钝痛、隐痛、胀痛。一般急性炎症时患牙常表现为剧烈的锐痛，急性化脓性炎症时表现为跳痛；慢性炎症时多表现为钝痛、隐痛或胀痛，有时仅有不适感。

（4）疼痛的发作时间和频率：应询问患者疼痛发生的时间，例如是白天痛还是夜间痛，以及疼痛的频率，例如是持续性疼痛还是间断性疼痛，每次疼痛和间隔的时间，等等。

（5）治疗对疼痛的影响：应询问是否已经接受治疗以及前次治疗的效果如何，以对病情做出进一步的判断，并制订有效、合理的治疗计划。

2. 既往史 是指与现有口腔疾病有关的既往疾病史和治疗史。

3．**家族史** 对于某些与遗传因素有关的口腔疾病，如先天无牙、错殆畸形、牙周病等，需询问患者家庭成员是否有类似疾病的病史。

四、全身病史

应仔细询问患者的全身病史，包括传染病史、系统性疾病史、过敏史和用药史，以及精神和心理疾病史等。

1．**传染病史** 许多传染性疾病如艾滋病、肝炎、结核病等，均可经血液、唾液或呼吸道播散，口腔治疗无疑也会成为这些疾病的传播途径，因此治疗中感染的控制非常重要。治疗时应做到：

（1）及早了解患者的患病情况，以便采取防护措施。

（2）由于许多传染病早期无明显症状，因此对这些疾病的预防控制应成为常规，以避免在不知情时发生交叉感染。

2．**系统性疾病史** 治疗前应充分了解患者的系统性疾病史，以便有针对性地采取预防措施，防止因口腔治疗引发或加重患者原有的系统性疾病。应询问患者是否患有以下疾病：

（1）高血压：对于有高血压病史的患者应了解其日常血压和用药情况，同时测定并记录其就诊当日的血压。如收缩压＞180 mmHg和（或）舒张压＞100 mmHg，应推迟常规的牙科治疗，待血压控制后再进行。

（2）先天性心脏病和免疫系统疾病：患有先天性心脏病、心脏瓣膜手术术后，以及患有免疫系统疾病如风湿热的患者，在进行口腔治疗前后应预防性使用抗生素，以防治疗时口腔黏膜破损使细菌进入血液，引起细菌性心内膜炎。

（3）糖尿病：糖尿病患者的机体抗感染能力下降，病变愈合能力降低。治疗中应重视感染的控制，并对创伤愈合的程度有充分的估计。

（4）出血性疾病：对于有出血性疾病的患者，为避免治疗造成出血不止，在手术和拔牙时应给予凝血药物。

（5）癌症：应考虑癌症患者的身体和生存状况，选择合理的治疗方法。

3. 过敏史和用药史　在治疗前应询问患者的过敏史和用药史，避免选择引起患者过敏的药物和材料以及与患者目前用药有拮抗作用的药物。

4. 精神和心理疾病史　应了解患者的精神和心理疾病史，或观察患者的精神和心理状况。患者已有的精神和心理问题常会增加治疗中医患沟通的难度，医师应有充分的思想准备，避免刺激患者，必要时应提请相关学科会诊。

第二节　口腔检查

口腔检查是对疾病做出正确诊断的基础，包括口腔一般检查和特殊检查。

一、口腔检查的准备

口腔检查常备的器械包括口镜、探针、镊子和牙周探针，有些特殊检查还需要专门的器械和仪器，如做牙髓活力测试需要牙髓活力电测仪。牙线可帮助检查充填体邻面的悬突、邻面接触关系和侧方𬌗早接触等。

检查时应调节好牙科综合治疗台的椅位和灯光，保证充足光线和良好视野。

口腔检查时患者的口腔应清洁。如患者口内软垢或牙石过多，可用 3% 的 H_2O_2 溶液含漱或擦洗口腔，或要求患者刷牙或洁治后再行口腔检查。

检查时应注意避免交叉感染。所有的器械均应经灭菌消毒，医师应洗手后戴手套、口罩、护目镜或面屏等进行防护。

二、口腔检查的方法

（一）口腔一般检查

口腔一般检查包括问诊、视诊、探诊、叩诊、扪诊、咬诊和牙齿松动度的检查。检查时应首先检查主诉部位，然后再按一定顺序，如右上象限→左上象限→左下象限→右下象限，依次检查，以免遗漏。

1. 视诊 包括患者的全身健康状况、颌面部和口腔软组织情况、牙齿和牙列情况等。

全身健康状况：观察患者的全身健康和精神健康状况。

颌面部情况：①观察患者颌面部发育是否正常；②观察患者双侧颌面部是否对称，有无肿胀、肿物及窦道等。

口腔软组织：①观察与牙体牙髓疾病相关的牙龈表征，如牙龈是否充血、有无肿胀以及肿胀的程度和范围、是否存在窦道；②观察其他部位口腔黏膜的色泽是否正常，有无水肿、溃疡、肿物等。

牙齿和牙列：①观察牙齿的颜色、形态和质地变化，如龋损、着色、缺损、畸形、隐裂及磨耗等；②观察牙齿排列、数目是否正常，牙列是否完整、有无缺失牙；③观察口腔中修复体的情况，如修复体是否完整、边缘是否密合等。

2. 探诊 使用探针检查牙体组织缺失、牙周袋和窦道等病变的部位、范围和感觉。

探诊可检查：①龋或缺损部位的深浅、质地，是否敏感及露髓；②充填体边缘的密合程度，有无继发龋及悬突；③牙本质敏感的确切部位和敏感程度；④用牙周探针探测牙周袋的深度，以及龈下牙石的部位和数量；⑤用牙周探针探查窦道的方向。

探诊时动作要轻柔，有支点。不可用力探入深龋近髓或可疑露髓处，以免引起患者不必要的剧烈疼痛。

3. 叩诊 用金属手持器械的平端（如口镜、充填器柄的钝头端）垂直或水平叩击牙冠部，以检查根尖周组织尤其是牙周膜的健康状况。当牙髓源性或牙周源性感染累及牙周膜时，患牙表现出不同程度叩痛；当牙周膜受损时，患牙的叩诊音不同。

叩诊时应先叩正常牙作为对照，再叩诊患牙。叩诊的力量宜先轻后重，一般以叩诊正常牙不引起疼痛的力量为适宜力量，每个牙叩击两三次。牙体牙髓疾病患牙的叩诊检查重点在于是否有叩痛以及叩痛程度，以此判断患牙根尖部和牙周膜的健康状况及炎症程度，结果记录如下。

叩痛（－）：用适宜力量叩诊，患牙反应同正常牙。

叩痛（±）：用适宜力量叩诊，患牙感觉不适。

叩痛（＋）：较重力量叩诊，患牙轻痛。

叩痛（＋＋＋）：较轻力量叩诊，引起患牙剧烈疼痛。

叩痛（＋＋）：患牙的叩痛反应介于叩痛（＋）和叩痛（＋＋＋）之间。

正常牙叩击时发出清音，叩击浊音表明牙周组织有损伤。

4. 扪诊　用手指触扪可疑病变部位，了解病变部位、范围、有无扪痛、有无波动感等。牙体牙髓病检查时常进行根尖周组织的扪诊，以检查根尖周组织是否存在炎症和创伤。

（1）检查根尖部：用示指先扪压正常牙的根尖部，再扪压可疑患牙的根尖部，如有压痛则提示根尖周组织有炎症存在。若根尖周已形成脓肿，将手指轻放在患牙的根尖部可扪及波动感。

（2）检查咬合创伤：将示指横放在可疑患牙与正常邻牙的唇（颊）侧牙颈部与牙龈交界处，指示患者做正中、侧方和前伸咬合运动，如手指感到患牙根动度异常则提示可能存在咬合创伤。

5. 咬诊　检查根尖牙周膜是否存在炎症、创伤，牙齿的咬合接触关系，以及咬合干扰和早接触点的部位。

咬诊检查有三种方法。

（1）空咬法：指示患者咬紧上下牙或做各种咀嚼运动，同时注意牙齿动度和牙龈颜色的改变。

（2）咬实物法：选用近似一个牙宽的棉卷或棉签，放在牙齿的咬合面，指示患者做咬合运动。应先检查正常牙，再检查患牙，可根据是否疼痛而明确患牙部位。

（3）咬合纸法：可检查患者的咬合情况和𬌗干扰的部位。用于检查患者的咬合情况时，使用薄咬合纸分别对正中和非正中咬合位进行咬诊。用于确诊单个牙齿的咬合干扰部位时，可将一块2～3层厚、半个牙尖宽的咬合纸分别垫在不同牙尖的斜面，按正中和非正中咬合位顺序检查。患牙咬合疼痛明显时，牙面着色深处即为咬合干扰所在处。

6. 牙齿松动度的检查　用镊子夹住前牙切端或抵住后牙咬合面，唇（颊）舌向、近远中向和上下摇动牙齿，按松动的程度分为三度。

（1）Ⅰ度松动：唇（颊）舌向松动，或松动幅度小于 1 mm。

（2）Ⅱ度松动：除唇（颊）舌向松动外，近远中向也松动，或松动幅度为 1～2 mm。

（3）Ⅲ度松动：唇（颊）舌向、近远中向和垂直方向均松动，或松动幅度大于 2 mm。

（二）口腔特殊检查

1. 牙髓活力温度测试法

（1）冷测法：使用自制小冰棒，或将制冷剂喷在小棉球上，置于被测牙的完好唇（颊）或舌面中 1/3 处，观察患者的反应。小冰棒可用 5～6 mm 长、一端封闭的塑料管内注满水冷冻制成，也可使用含有 1,1,1,2- 四氟乙烯的罐装喷雾剂（图 1-1）。

（2）热测法：可使用加热的牙胶棒或用注射器滴注热水。将牙胶棒的一端在酒精灯上加热变软，但不使之冒烟燃烧（约 65～70℃），立即置于被测牙完好的唇（颊）或舌面中 1/3 处，观察患者的反应（图 1-2）。

（3）结果表示及临床意义：经与对照牙比较，牙髓活力温度测试的结果可分为正常、敏感、迟钝和无反应（表 1-1）。牙髓活力温度测试结果是与正常健康牙齿对照的结果，因而不能简单用（+）、（－）表示。

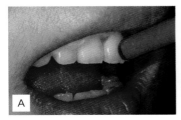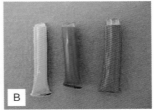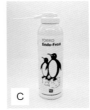

图 1-1　冷测
A.冷测法检查；B.自制冰棒；C.冷测罐。

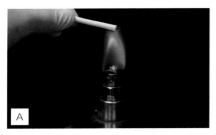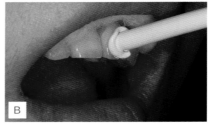

图 1-2　热测
A. 加热牙胶棒；B. 热测法检查。

表 1-1　牙髓活力温度测试结果描述及临床意义

结果描述	被测可疑患牙表现	提示牙髓状态
正常	与对照牙感觉相同	牙髓状态正常
敏感	一过性敏感：测试时立即出现一过性疼痛反应，刺激去除后疼痛随即消失或有数秒的延迟	牙髓可能处于可复性炎症状态
	敏感：温度刺激引起疼痛反应，疼痛程度较重。刺激反应较快，刺激源去除后疼痛仍持续一段时间	牙髓可能处于不可复性炎症状态
	激发痛：温度刺激引起剧烈的疼痛，甚至呈放散性痛	牙髓炎症处于急性期
	热痛冷缓解：对热刺激极敏感，冷刺激可缓解疼痛	牙髓处于急性化脓性炎症状态
迟钝	迟钝：对照牙的感觉反应轻微且慢	牙髓可有慢性炎症、牙髓变性或牙髓部分坏死
	迟缓性反应或迟缓性痛：去除温度刺激片刻以后才出现疼痛反应	牙髓可有慢性炎症或牙髓大部分坏死
无反应	对冷热刺激均无感觉	牙髓可能坏死或牙髓变性

（4）注意事项

1）测试之前应向患者说明检查目的和可能出现的感觉，并嘱患者有感觉时向医生示意。

2）先测对照牙，再测可疑患牙；对照牙首选对侧正常的同名牙。

3）避免在有病损的部位以及金属或非金属修复体上做温度测试。

4）用牙胶做热测时，牙面应保持湿润，以防止牙胶粘于干燥的牙面。

5）用小冰棒做冷测时，应注意隔离未被测试的牙齿。如有多个可疑牙，应从牙列后部向前逐个测试。

6）牙胶棒不可过度加热，以免熔化烫伤患者。

2. 牙髓活力电测法

（1）临床意义：有助于确定牙髓的活力。与对照牙比较，若患牙能感受到相近强度的电刺激，则认为牙髓有某种程度的活力。但牙髓活力电测法不能作为诊断的唯一根据，因为有假性反应的可能，必须结合病史和其他检查结果进行全面分析，才能得出正确的判断。

（2）操作方法：向患者说明检查目的，嘱患者有"麻刺感"时示意。吹干被测牙并隔离唾液，在牙面上放少许导电剂或湿润的小纸片，将牙髓活力电测仪的工作端放于牙唇（颊）面的中 1/3 处。当患者示意有感觉时，将工作端撤离牙面并记录读数（图 1-3）。

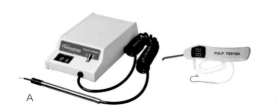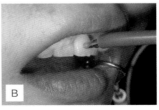

图 1-3　牙髓活力电测
A. 牙髓活力电测仪；B. 牙髓活力电测法。

（3）结果表示和临床意义：结果为牙髓活力电测仪显示的读数，与对照牙相差一定数值则有意义（具体差值因产品而异，可参看说明书）。若读数达最高值仍无反应，提示牙髓已经坏死。

（4）注意事项

1）告知患者牙髓活力电测法有关事项。

2）装有心脏起搏器的患者慎做牙髓活力电测。

3）先测对照牙，再测患牙。每牙测 2～3 次，取平均数作为测试结果。

4）工作端应置于完好的牙面上。

5）牙髓坏死液化、根尖孔直径大、患牙有大面积银汞充填体或全冠时，可能出现假阳性或假阴性结果。

6）刚萌出的牙齿和新近外伤患牙可能有假阴性结果。

3. X 线检查　X 线片是牙体牙髓病诊断的重要依据，其应用范围如下。

（1）龋病的诊断：可帮助发现邻面龋、隐匿性龋、龈下龋，可检查龋损的范围及与髓腔的关系。

（2）非龋性疾病的诊断：可帮助诊断牙齿发育异常、牙外伤、牙根折／裂。

（3）牙髓和根尖周病的诊断：可诊断牙髓钙化、牙内／外吸收，也可诊断检查慢性根尖周炎症及其骨破坏情况。

（4）牙槽骨的检查：牙周病时可检查牙槽骨吸收破坏的程度。

（5）修复体的检查：检查修复体是否有继发龋，是否已进行完善的牙髓治疗。

（6）辅助根管治疗：可用于根管治疗前了解髓腔解剖形态，治疗中确定工作长度和检查根管预备中出现的问题，治疗后检查根管充填结果，复查时评价治疗效果。

X 线根尖片常用来检查牙根和根尖周的情况。咬合翼片常用于检查邻面龋以及邻面充填体是否有悬突和继发龋。曲面体层片能够全面展示颌骨、关节、牙齿等情况。X 线根尖片、咬合翼片和曲面体层片是二维影像。二维影像的不足在于将三维复杂结构压缩，造成影像上重叠，因此在反映牙齿三维解剖结构时有一定的局限性。拍摄锥形束 CT（CBCT）可弥补二维 X 线片的不足，展现三维的立体结构，在复杂病例如根裂、根折、遗漏根管的诊断中具有较大的优势。在 X 线片结合临床检查结果不能明确解释单颗牙的临床现象时，应考虑选择拍摄小视野锥形束 CT。

4. 窦道检查法　窦道检查法用于确定窦道的来源。检查方法是用牙胶尖自窦道口顺其自然弯曲插入后拍摄 X 线片，在 X 线片上牙胶尖的走行可显示与窦道相通的根尖周病变部位。

5. 染色法　染色法用于检查裂纹。将碘酊或亚甲蓝涂于可疑牙隐裂的牙面或牙根面，片刻后擦去，若有裂纹则可见裂纹深染。

6. 麻醉检查法　当无法确定放散痛病源牙的部位时，可用局部麻醉法协助定位。若注射麻醉药物后疼痛缓解，则可确定是麻醉区域内的牙齿疼痛。

7. 光纤透照检查法　光纤透照仪有助于牙隐裂和早期龋的诊断。使用时将光导纤维棒置于牙齿𬌗面或舌侧（腭侧）照射受试牙，根据牙透光度的不同来确定牙隐裂和龋坏。

三、口腔检查器械和设备的使用及保养

1. 口镜

（1）结构：口镜由柄和口镜头组成。常用的有普通口镜和表面镜。普通口镜的镀层位于玻璃的背面。表面镜的镀层位于玻璃的前面，适用于显微镜下使用，可避免光学重影，但也因为镀层在前面，使用时易划伤，出现划痕。

（2）用途：反射并聚光于被检查部位，显示被检查部位的影像；牵拉或隔离口腔软组织，扩大视野；金属口镜柄末端可用于叩诊。

（3）保养

1）超声清洗时应与其他器械分开放置，避免划伤镜面。

2）次氯酸钠等刺激性药液溅到镜面上时应及时用清水冲洗，避免腐蚀镜面形成斑点。

3）镜面镀层为铑或银的可以高温高压灭菌，镀层为铝的则不能。

2. 探针

（1）结构：口腔科用探针由手柄与两个工作端组成，一端为大弯，另一端为双弯。

（2）用途：用于探查牙体缺损的范围、深浅度及硬度，探查牙体组织的感觉，发现敏感点及穿髓孔，探查窦道的方向、根分叉病变及充填体悬突等。

（3）保养：保持其特定的弯曲度及尖端的锐利，切忌加热烧灼以免探针尖变钝。

3. 镊子

（1）结构：由柄和两个双弯头镊瓣构成，双弯头镊瓣是为了适应口腔和牙齿的位置而设计的，镊子的喙端细长尖锐。牙髓锁镊与普通镊子相比喙较长，且喙上有沟槽和锁扣，便于四手操作时夹持传递牙胶尖和纸捻尖等物品。

（2）用途：用于夹持各种物品或夹持牙冠以测定牙齿的松动度。

（3）保养：保持镊子的尖锐及密合，喙尖不能烧灼。

4. 牙周探针

（1）结构：由柄和测量端构成。尖端为钝头，顶端直径为0.5 mm，探针上有毫米刻度，常规为金属材质，另有塑料材质的牙周探针。

（2）用途：用于探诊测定牙齿龈缘至牙周袋底或龈沟底的深度，也可作为量尺测量器械、牙预备体、修复体等。

（3）保养：保持探针测量端正直，刻度清晰。

5. 牙髓活力电测仪

（1）基本原理：牙髓活力电测仪的工作原理是通过电极将弱直流电引入人体，电流通过牙髓时刺激牙髓的神经感受器。当电流增加到一定强度时，牙髓神经感受器开始兴奋并产生冲动，通过传入神经传至大脑，引起患者轻微的酸、麻、胀痛等感觉。

（2）基本用途：判断牙髓是否有活力（不能判断牙髓是否处于炎症状态）。

（3）日常使用和维护保养

1）牙髓活力电测仪要精心保管，注意保护电极。

2）金属柄和电极使用后应做到"一人一用一消毒"。

3）金属电极应采用物理灭菌方法，禁止使用含氯消毒剂浸泡或擦拭，以免腐蚀电极，影响测量的准确性。

（4）注意事项

1）操作前询问患者的全身状态，装有心脏起搏器的患者慎用。

2）如发现数字中途停顿，首先应检查各部件连接情况，其次考虑重新取用导电介质，最后应考虑更换电池。

3）电流增加速度不宜过快，一般为4~5挡即可。

6. 龋齿探测仪

（1）基本原理：由光导纤维传导的近红外光照射到牙体表面后，投射到牙体内部，存在脱矿现象的牙体组织显示为深色，健康的牙体呈现出半透明。代表产品有DIAGNOcam。

（2）基本用途：主要用于咬合面龋、邻面龋、光滑面龋、继发龋等龋齿检测，亦可用于检测牙齿裂纹。

（3）日常使用和维护保养

1）探测头可进行高温高压灭菌，再次使用前请注意干燥。

2）摄像头可使用清洁消毒纸巾擦拭。

（4）注意事项

1）检查时牙面要保持干燥，避免唾液干扰影像。

2）探测头有不同型号，选择时需注意。

第三节　口腔病历记录

病历是临床检查、诊断和治疗的记录，又是具有一定法律效力的医学文件，因此病历书写要求具有科学性和准确性。病历要求全面反映患者的客观情况，书写时一律使用医学术语，字迹要清晰，禁止涂改、伪造。

病历的基本内容和书写要求如下。

一、一般资料

一般资料包括患者的姓名、性别、出生年月、民族、婚姻状态、职业、工作单位、住址和电话号码以及药物过敏史等。

二、病史

1. 主诉　就诊时患病的主要部位、不适的症状及时间（主诉三要素）。

2. 现病史　按照主诉时间顺序记录本次疾病的发生、发展过程，以及做过何种治疗、治疗的效果和目前情况，有意义的阴性结果也应记录。

3. 既往史　患者与现有口腔疾病的诊断和治疗有关的既往疾病史和治疗史。

4. 家族史　对于某些与遗传因素有关的口腔疾病，如先天无牙、错𬌗畸形、牙周病等，并询问患者家庭成员是否有类似疾病的病史。

5. 其他　有无饮食、药物及其他过敏史，有无全身疾患及家庭或遗传性疾患均应记录。

三、口腔检查记录

1. 主诉牙　指引起主要症状的患牙。首先记录牙位；再按照口腔检查顺序，记录一般检查的检查结果，如视诊、探诊、叩诊、扪诊、咬诊以及松动度的情况；然后再描述所选择的特殊检查的结果，如牙髓活力测及 X 线片的表现。也可按照"牙体—牙髓—根尖—牙周—咬合"的顺序进行书写，以利于诊断思路的逻辑呈现。记录中不仅需要描述阳性检查结果，还应结合病史记录有鉴别诊断意义的阴性所见。

2. 非主诉牙　记录非主诉牙的牙体牙髓疾病及治疗情况，如龋病、非龋疾患、充填体的情况等。

3. 其他　记录牙周、咬合关系、口腔黏膜、牙列及颌面部阳性所见。

四、诊断

主诉牙的诊断包括牙位和疾病名称，要求名称正确、依据充足。

五、治疗设计

根据治疗设计的原则，做出全面的治疗设计。

六、治疗记录

应记录患牙牙位及龋洞、缺损或开髓的部位（符号），以及治疗中的关键步骤及其所见。

如为龋的治疗，应记录去腐后的深度、有无露髓、敏感程度、所用充填材料和所做的治疗。

如为牙髓病的治疗，应记录开髓的情况、是否麻醉、有无出血、出血的量及颜色、拔髓时牙髓的外观、根管数目及通畅程度。

根管治疗时，应记录各根管预备的工作长度、预备情况（第一支锉、主锉及最后一支锉的型号）、所封药物及根充材料、充填后 X 线片结果，以及治疗过程中出现的其他情况。

复诊病历应记录上次治疗后至复诊时的症状变化和治疗反应、本次治疗前检查情况、进一步治疗的内容以及下次就诊计划。

病历书写完毕后，医生应签全名，实习或进修医生还应请指导教师签名。

《病历书写基本规范》指出：病历书写应当客观、真实、准确、及时、完整。病历书写应当使用中文和医学术语。通用的外文缩写和无正式中文译名的症状、体征、疾病名称等可以使用外文。书写中出现错别字时，应用双线画在错字上，不得采用刮、粘、涂等的方法掩盖或去除原来的字迹。《医疗机构病历管理规定（2013年版）》

中还指出：医疗机构应当严格病历管理，任何人不得随意涂改病历，严禁伪造、隐匿、销毁、抢夺、窃取病历。

【附：牙位和窝洞的书写符号】

1. 牙位的书写符号

（1）我国常用的牙位记录法

恒牙：

$$
\begin{array}{c|c}
8\ 7\ 6\ 5\ 4\ 3\ 2\ 1 & 1\ 2\ 3\ 4\ 5\ 6\ 7\ 8 \\
\hline
8\ 7\ 6\ 5\ 4\ 3\ 2\ 1 & 1\ 2\ 3\ 4\ 5\ 6\ 7\ 8
\end{array}
$$

乳牙：

$$
\begin{array}{c|c}
E\ D\ C\ B\ A & A\ B\ C\ D\ E \\
\hline
E\ D\ C\ B\ A & A\ B\ C\ D\ E
\end{array}
$$

例如⌞为左上中切牙，⌞E 为左上第二乳磨牙等，依此类推。

（2）国际牙科联盟（Fédération Dentaire Internationale，FDI）的牙位记录法

恒牙：

$$
\begin{array}{c|c}
18\ 17\ 16\ 15\ 14\ 13\ 12\ 11 & 21\ 22\ 23\ 24\ 25\ 26\ 27\ 28 \\
\hline
48\ 47\ 46\ 45\ 44\ 43\ 42\ 41 & 31\ 32\ 33\ 34\ 35\ 36\ 37\ 38
\end{array}
$$

乳牙：

$$
\begin{array}{c|c}
55\ 54\ 53\ 52\ 51 & 61\ 62\ 63\ 64\ 65 \\
\hline
85\ 84\ 83\ 82\ 81 & 71\ 72\ 73\ 74\ 75
\end{array}
$$

此法为两位数牙位记录法，第一位数表示牙齿所在的象限，第二位数表示牙位。从右上颌开始顺时针至右下颌分别用数字 1~4 表

示恒牙的四个象限，用 5 ~ 8 表示乳牙的四个象限。同一象限的牙从中线至远中依次记为 1 ~ 8（恒牙）或 1 ~ 5（乳牙）。例如 46 为右下第一恒磨牙，21 为左上恒中切牙等，依此类推。

（3）美国牙医协会（ADA）建议的牙位记录法

恒牙：从右上第三磨牙起顺时针转至右下第三磨牙，依次用阿拉伯数字 1 ~ 32 表示如下。

1	2	3	4	5	6	7	8	9	10	11	12	13	14	15	16
32	31	30	29	28	27	26	25	24	23	22	21	20	19	18	17

乳牙：从右上第二乳磨牙起顺时针转至右下第二乳磨牙，依次用英文大写字母 A ~ T 表示如下。

A	B	C	D	E	F	G	H	I	J
T	S	R	Q	P	O	N	M	L	K

2. 窝洞的书写符号　以所在牙面英文名称的第一个字母或前两个字母作为符号，具体如下：

- 切端为 I（incisal surface）
- 颊侧为 B（buccal surface）
- 舌侧为 L（lingual surface）
- 腭侧为 P（palatal surface）
- 𬌗面为 O（occlusal surface）
- 唇侧为 La（labial surface）
- 近中面为 M（mesial surface）
- 远中面为 D（distal surface）

符号应按习惯的排列顺序书写，如近中咬合面写为 MO，不写为 OM，其他如 DO、BO、MOD、BOD 等均为习惯写法。符号记在牙位的右上方，如右上第一磨牙近中𬌗面洞记为 6MO。

第四节　治疗计划

治疗计划是为了消除和控制致病因素、治愈疾病、修复缺损的牙体组织、恢复牙齿的功能而设计的治疗方案和治疗顺序。一个完善的治疗计划要求医生对患者评估全面、正确，治疗的适应证和禁忌证选择恰当，以及对预后有准确的预测和判断。制订治疗计划时应与患者进行充分沟通，了解并考虑患者的全身状况、就医目的、审美水平、心理状态以及经济能力，使患者对治疗计划充分理解并征得其同意。

一、一般原则

一个成功的治疗计划应符合患者目前和长远的口腔健康需求，制订治疗计划时应遵循以下基本原则：

1. 已完成口腔检查和诊断。

2. 已完成患者的全身和口腔评估。

3. 内容　包括主诉牙和其他患牙的系统治疗方案。牙体牙髓病学专科医师对牙体牙髓病应制定具体的治疗方案，对其他相关学科的疾病应给出治疗建议，以指导患者完成系列治疗。必要时，应请其他专业医师会诊，共同制订治疗计划。

4. 治疗的顺序　一般应首先控制主诉牙的急症或进行主诉牙的治疗，而后进行非主诉牙的牙体牙髓病的治疗。对于口腔其他疾患的治疗，如牙周治疗、拔牙和修复缺失牙等，应给予患者治疗建议。

5. 口腔健康指导　给予患者维护口腔健康的知识，指导患者建立良好的口腔卫生习惯和生活行为。医师应把口腔健康指导作为常规治疗内容实施。

6. 知情同意　医师有责任向患者告知病情和治疗计划，在取得患者知情同意的基础上，方可开始治疗。具体包括：

（1）告知义务：治疗前医师应与患者进行充分的沟通。医师有责任向患者告知病情，治疗计划，治疗的疗程、疗次、费用，以及治疗中可能出现的并发症和预后等情况。医师的治疗计划在取得患者的充分理解和同意后方可实施。

（2）知情同意书：在进行一些复杂治疗如根管治疗、根尖手术时，为使患者对治疗充分知情，医师可在履行告知义务，患者理解并同意治疗后，以文字的形式与患者签署知情同意书。签署知情同意书对保障医患双方的利益均有重要意义。

（3）医患沟通：医师应在治疗前与患者谈话，充分告知病情和治疗计划；治疗中安抚患者，帮助其控制出现的恐惧和焦虑；治疗后予以术后医嘱，将注意事项以及治疗后可能出现的情况和解决办法提前告诉患者，争取患者对治疗的理解和配合。

二、治疗序列

对于复杂病例，治疗常需要分阶段进行，称为治疗序列。一般包括急症期、控制期和维护期。

1. 急症期　急症期的治疗目的是消除由牙体牙髓疾患引起的疼痛、肿胀和感染等症状，迅速解除患者的痛苦。在急症处理前应首先了解患者的全身状况和病史，急症控制后方可进入下一阶段的治疗。

2. 控制期　本阶段的治疗目的是终止疾病的进展，消除引起疾病的原因，恢复咀嚼功能。控制期治疗的内容应包括：①治疗正在进展的疾病，如龋和牙髓根尖周病；②去除或控制致病因素；③全口治疗；④开始实施口腔预防策略。

根据患者的情况，该阶段有可能需要牙体修复治疗、牙髓治疗、牙周治疗以及口外治疗等，应制订详细的治疗计划。牙体牙髓疾病多由龋发展而来，因此龋的管理和预防从此期便应着手进行。通过对患者进行龋危险性评估，选择并制定个体化的预防策略（表1-2）。

表 1-2　龋管理和预防的策略

策略	措施
牙体治疗	• 去除龋坏组织 • 修复牙体缺损
行为指导	• 口腔健康指导（OHI），如口腔卫生习惯、饮食习惯等 • 教授维护口腔卫生的技术，如刷牙方法、牙线的使用方法等
增强牙齿抗龋能力	• 合理使用氟化物
改变牙齿的易感性	• 去除易感因素，如窝沟封闭、去除悬突等
增加唾液流量	• 增加咀嚼，刺激唾液分泌 • 使用人工唾液（口干患者）

3. 维护期　通过定期复查：①观察病变愈合情况，评估是否需要调整治疗计划；②检查患者自我保健的执行情况，加强口腔健康指导。对于龋易感性低、牙周健康或病情稳定的患者，可以每隔6~12个月复查一次；对于龋易感性高、处在牙周病活动期的患者，则需每隔3个月进行一次复查。

【附：龋危险性评估】

龋危险性评估相关因素及高危特征见附表 1-1。

附表 1-1　龋危险性评估

龋相关因素	龋高危特征
年龄	小于 18 岁，或大于 65 岁
饮食习惯	摄入含糖食物的频率过高

续表

龋相关因素	龋高危特征
口腔卫生习惯	未建立正确的口腔卫生习惯
氟化物应用	牙齿发育时氟化物缺乏 不使用含氟牙膏
唾液分泌情况	唾液分泌减少导致口干
用药史	正在服用使唾液减少的药物
牙齿解剖形态	窝沟窄而深
牙齿矿化程度	矿化程度低或釉质发育不全
既往龋经历（dmfs 或 DMFS）	既往易患龋 （参考值：dmfs ≥ 10 或 DMFS ≥ 8）
口内患龋状况	多个开放龋或继发龋 多个不完善修复体
口腔卫生状况	差
菌斑微生物学	变形链球菌水平高
菌斑化学	摄糖后菌斑产酸（乳酸）量大 菌斑 pH 值低
全身健康状况	体弱或残疾，难以进行自我保健
社会经济状况	较差，缺乏口腔预防和治疗措施
遗传倾向	有龋易感家族史

【附：根管治疗难度评估】

根管治疗难度评估详见附表 1-2。

附表 1-2　根管治疗难度评估

	低难度	中等难度	高难度
全身状况	□一级	□二级	□三或四级
心理状况	□稳定，合作	□焦虑，合作	□焦虑，不合作
开口度	□不受限	□轻度受限	□开口困难
呕吐反射	□无	□偶尔	□经常
牙位	□前牙或前磨牙 □牙齿无明显倾斜 □牙齿无明显扭转	□第一磨牙 □牙齿有倾斜 □牙齿有扭转	□第二、三磨牙 □牙齿严重倾斜 □牙齿严重扭转
患牙隔湿	□无困难	□有困难	□很困难
牙冠形态	□正常	□有大面积充填体 □有全冠或桥基牙 □牙冠形态有变异	□修复体未反映原有的解剖形态 □牙冠形态有显著变异（如牙中牙）
根管形态	□直或轻度弯曲	□中度弯曲（$10° \sim 30°$） □根尖孔敞开（直径 $1 \sim 1.5$ mm） □上颌磨牙有 MB_2 □下颌磨牙为 C 形根管	□弯曲 $> 30°$ 或呈 S 形 □牙齿长 > 28 mm □根管在根中或根尖 1/3 分开 □根尖孔敞开（直径 > 1.5 mm） □下颌前牙或前磨牙有双根管 □上颌前磨牙有三根管
髓腔的 X 线表现	□影像正常	□可见髓室或根管影像但缩窄 □有髓石	□无髓腔或根管影像 □根管影像异常
牙根吸收	□无	□根尖有吸收	□根尖吸收广泛 □有内吸收 □有外吸收

	低难度	中等难度	高难度
外伤史	□仅有冠折	□有半脱位	□有水平根折 □有牙槽骨骨折 □有内陷或侧脱位 □脱臼
牙髓治疗史	□无	□有但再治疗无困难	□有且造成根管不通 □有且形成台阶、穿孔、器械折断等
牙周健康状态	□健康 □轻度牙周病	□中度牙周病	□重度牙周病 □牙周牙髓联合病变 □根裂伴牙周合并症

第二章

疾病诊断与治疗原则

牙体牙髓病是口腔常见病和多发病，医师应当在完善检查的基础上做出正确的疾病诊断，并掌握基本的治疗原则。

第一节　龋病

龋病是一种以细菌为主要病原体，在多因素作用下，导致牙齿硬组织进行性破坏的慢性疾病。根据龋病的病变侵入深度、发病特点、病变进展速度等可有不同的分类。龋病的基本治疗原则是制订全面的"防-控-龋损修复"一体化治疗计划。不仅要及时终止病变发展，防止对牙髓的损害，恢复外观和功能，还必须考虑患者整体的口腔情况，为患者制定个性化的整体龋病防治方案，并且教育指导患者建立良好的口腔保健习惯和牙科就诊态度，调动其自身防治疾病的主观能动性。

按照龋病病变深度，可诊断为早期釉质龋、浅龋、中龋和深龋。按病变侵入深度分类是最常用的临床分类方法，简单、可操作性强。

按照龋病病变发展速度，可诊断为急性龋、慢性龋和静止龋。急性龋的病变发展速度很快，从发现龋坏到出现牙髓病变的时间可以短至数周。慢性龋呈现慢性过程，病变组织着色深，病变部位质地稍硬，不易用手或器械去除。由于病程缓慢，在牙髓腔一侧可有较多的修复性牙本质形成。病变进展到一定阶段时，由于致龋因素消失，已有的病变停止进展并再矿化，成为静止龋。

按照龋病发病特点，可诊断为继发龋和再发龋。

按照龋病发生的组织和部位，可诊断为釉质龋、牙本质龋、牙骨质龋、根龋、窝沟龋、平滑面龋和邻面龋。

一、早期釉质龋（白垩斑）

由于牙釉质的主要成分是无机矿物磷灰石，脱矿是釉质龋的主要病理表现。正常釉质是半透明的，早期脱矿可以使釉质内部的结晶体光学性质发生变化，也可以使矿物含量降低，微孔增多，从而使早期釉质龋的光折射率发生变化，病变区呈白垩样色泽改变。

【诊断要点】

1. 无自觉症状。

2. 釉质平滑面有白垩色斑点，无光泽。

3. 釉质表面完整，无实质性缺损。

【治疗原则】

1. 去除病因，包括饮食指导、控制牙菌斑等。

2. 再矿化治疗。

3. 树脂浸润治疗。

4. 局部用氟，定期复查。

二、浅龋

发生在牙釉质或根面牙骨质，可以发生在牙的各个牙面。

【诊断要点】

1. 患者无明显自觉症状。

2. 如发生在牙冠平滑面，可探及局限在釉质内的缺损，表面粗糙、质软，不连续，洞底位于牙釉质层。

3. 如发生在邻面，X线咬合翼片可显示釉质边缘锐利影像消失，边缘模糊，釉质层内出现局限性透射影像。

4. 如发生在窝沟点隙，窝沟可有明显的脱矿或着色、变黑，探诊时可卡住探针。

5. 如发生在牙根面，可呈棕色，探诊可及病变表面粗糙、质软，但缺损不明显。

【治疗原则】

1. 去除病因，包括饮食指导、控制牙菌斑等。
2. 窝沟部位可行预防性树脂充填。
3. 牙体修复治疗。
4. 局部用氟，定期复查。

三、中龋

病变的前沿位于牙本质的浅层。由于牙本质具有小管样的结构，小管内有小管液，受到刺激后可以向牙髓传导，或直接通过埋在牙本质中的成牙本质细胞突传至牙髓，引起相应的牙髓反应，并形成修复性牙本质。

【诊断要点】

1. 患者有冷热或甜酸刺激一过性敏感的症状。
2. 检查可见龋洞；发生在邻面者，拍摄 X 线咬合翼片可见釉质和牙本质浅层的透射影像。
3. 去净腐质后，洞底位于牙本质浅层。

【治疗原则】

1. 去除病因，包括饮食指导、控制牙菌斑等。
2. 牙体修复治疗。
3. 局部用氟，定期复查。

四、深龋

【诊断要点】

1. 患者有明显的冷热酸甜刺激敏感，或食物嵌塞疼痛的症状，但无自发痛。
2. 检查可见深龋洞。
3. 探诊龋洞洞底位于牙本质中深层。
4. 牙髓活力温度测试结果正常。
5. X 线片显示达牙本质中深层的透射影。
6. 去净腐质后，未露髓。

诊断深龋时应仔细检查牙髓状况，进行鉴别诊断（表 2-1 至表 2-3）。

表 2-1　深龋与可复性牙髓炎的鉴别

	深龋	可复性牙髓炎
牙髓活力温度测试	正常	一过性敏感

表 2-2　深龋与慢性牙髓炎的鉴别

	深龋	慢性牙髓炎
自发痛史	无	可有
叩痛	（－）	多呈（±）或（＋）
牙髓活力温度测试	正常	敏感或迟钝
探诊	洞底敏感，无穿髓孔	去净腐质后可有穿髓孔，洞底可以感觉迟钝

表 2-3　深龋与牙髓坏死的鉴别

	深龋	牙髓坏死
自发痛史	无	可有
叩痛	（－）	（－）或（±）、（＋）
探诊	洞底敏感，无穿髓孔	无反应和（或）有穿髓孔
牙髓活力电测试	正常	无反应
牙髓活力温度测试	正常	无反应

【治疗原则】
1. 去除病因，包括饮食指导、控制牙菌斑等。
2. 牙体修复治疗。
3. 注意保护牙髓。
4. 局部用氟，定期复查。

五、继发龋

继发龋是指在已有修复体边缘或底部发生的龋。临床可见修复体边缘牙体组织着色、变软，X 线片显示修复体周围牙体组织密度降低。

【诊断要点】

1. 患牙有牙体修复治疗史。

2. 修复体边缘牙体组织着色或呈墨浸状，或可探及缝隙或质软。

3. 发生在洞底的继发龋，X 线片可显示修复体与洞底间有透射影。

【相关诊断名词】

1. 发生在活髓牙的继发龋，按病变深度记录为继发浅龋、继发中龋、继发深龋。

2. 发生在成功牙髓治疗后失髓牙的继发龋，记录为继发龋（完善牙髓治疗后）。

3. 发生继发龋并发牙髓病或根尖周病的患牙，按相应的牙髓病或根尖周病进行诊断。

4. 对于已修复原发龋损，但在同一牙齿其他部位发生的龋损，应诊断为再发龋，用以与继发龋区别。

【治疗原则】

1. 去除病因，包括饮食指导、控制牙菌斑等。

2. 去除原充填体或修复体，再按浅、中、深龋治疗原则处理。

3. 局部用氟，定期复查。

4. 对于成功牙髓治疗之后的继发龋坏，去净腐质后选择适宜的修复方式。

5. 对于并发牙髓病或根尖周病者，遵循牙髓病或根尖周病治疗原则。

六、猛性龋（猖獗龋）

猛性龋（rampant caries，又称猖獗龋）是一种特殊类型的急性龋。病变的发展速度很快，表现为口腔在短期内（6～12 个月）有多个牙齿、多个牙面受累，尤其是在一般不发生龋的下颌前牙甚至是切端的部位发生龋。

【诊断要点】

1. 短时间内，口内多个牙和牙面同时发生龋损。
2. 累及非龋损好发部位。
3. 龋损着色浅，质湿软。
4. 病变发展快，早期可波及牙髓。
5. 多见于儿童初萌牙列，以及头颈部放射治疗或患严重口干症的成年人。

【治疗原则】

1. 去除病因，包括饮食指导、控制牙菌斑等。
2. 进行全口患牙治疗设计和全身疾病的治疗。
3. 在治疗同时给予防龋措施，如使用氟化物、窝沟封闭或再矿化治疗等。
4. 进行定期追踪观察。

七、静止龋

静止龋是指龋病病变进展到一定阶段，由于致龋因素消失，已有的病变停止进展并再矿化。

【诊断要点】

1. 病损区有黄褐色、浅碟状或外敞形浅洞，表面光滑、质硬。
2. 常见于磨牙的咬合面和失去相邻牙齿的患牙邻面。

【治疗原则】

无或仅有少量组织缺损的静止龋可不进行治疗。

第二节　牙发育异常

牙发育异常为牙齿形成过程中，由基因突变和环境因素导致的牙数目、形态、结构和萌出缺陷。牙发育异常可独立发生，也可以综合征表现出来，即牙缺陷同时伴有唇腭裂以及骨、皮肤、毛发、听力和神经系统等组织器官缺陷。

一、釉质发育不全

釉质发育不全是釉质发育过程受到干扰，釉基质形成和矿化缺陷导致的一类疾病，其病因包括环境因素和遗传因素两方面。

【诊断要点】

1. 釉质表面有颜色或结构的改变，常成组、对称发生。

2. 釉质呈白垩状或黄褐色横条状，有着色深浅不一的窝或沟状缺损，表面光滑、质地坚硬。

3. 患者一般无自觉症状，如并发龋坏等，可出现相应症状。

4. 多有婴幼儿期严重疾病史，患病时期与釉质发育不全的部位相关。

【治疗原则】

1. 无实质性缺损者无须处理，注意口腔卫生。

2. 轻症者行直接粘接修复。

3. 重症者行贴面或冠修复。

4. 注意妇幼保健，可预防本病发生。

二、特纳牙

单个牙发生釉质发育不全又称特纳牙（Turner teeth）。若乳牙在其下方继承的恒牙牙冠正在形成期间发生龋坏，并发生根尖周组织病变，则可能使恒牙牙冠的成釉细胞层发生紊乱，可导致釉质发育不全。当乳牙受外伤被压迫嵌入牙槽骨中并影响到恒牙胚时，也可能发生类似的釉质发育不全。

特纳牙最多见于恒上切牙或上、下前磨牙。病变程度或轻或重，从轻度的牙釉质变棕黄色到严重的凹陷和牙冠不规则。

【诊断要点】

1. 单个牙的釉质发育不全多见于上切牙或上、下前磨牙。

2. 多有原位乳牙根尖周炎未治疗的病史。

【治疗原则】

1. 轻症者行直接粘接修复。

2. 重症者行嵌体或冠修复。

三、氟牙症

氟牙症是地区性慢性氟中毒的口腔临床病症。地区性慢性氟中毒是一种地方病，主要累及骨骼和发育期的牙齿。严重者出现骨病变，被称为氟骨症，表现为牙齿硬组织缺陷者被称为氟牙症，还会引起心血管、中枢神经和内分泌等多系统的损伤。

【诊断要点】

1. 釉质呈白垩状，可呈黄褐色或有缺损。

2. 累及同一时期发育的多数牙，呈对称性。

3. 患者牙齿发育时期生活在高氟地区。

4. 一般无自觉症状。

5. 重症者可伴有全身骨骼或关节的增生性改变，以致活动受限（氟骨症）。

【治疗原则】

1. 着色而无明显缺损者可进行牙齿微研磨和（或）漂白治疗。

2. 有缺损者行直接粘接修复。

3. 重症者行贴面或冠修复。

四、四环素牙

在牙齿发育、矿化期间服用了四环素族药物，使牙齿的颜色和结构发生改变的疾病称为四环素牙。四环素分子（或称着色团）与牙齿硬组织中的钙螯合，形成稳固的四环素钙正磷酸盐复合物，该物质呈现出带荧光的黄色，致使牙齿变色。着色物主要存在于牙本质中。

【诊断要点】

1. 全口牙冠呈均匀一致的灰色。

2. 外形正常，坚硬光滑，偶见合并釉质发育不全。

3. 患者幼儿时期或其母妊娠期有服用四环素族药物史。

【治疗原则】

1. 轻、中度者可试用牙齿漂白治疗。

2. 重度者可用贴面或冠修复。

3. 妊娠期妇女及 7 岁以内儿童慎用四环素族药物，预防四环素牙的发生。

五、牙本质发育不全（乳光牙本质）

牙本质发育异常可分为牙本质发育不全和牙本质发育不良，其中最常见的为遗传性乳光牙本质。

【诊断要点】

1. 全口牙齿微黄色，半透明状，呈蓝棕色、灰棕色。

2. 釉质剥脱，牙本质磨损，重者可至龈缘。

3. 自觉症状轻微。

4. X 线片表现为牙根短，髓腔可完全闭塞。

5. 可有家族遗传史。

【治疗原则】

1. 保护性治疗，如冠修复。

2. 对症治疗，如并发牙髓炎或根尖周炎，则进行根管治疗。

3. 全口患牙重度磨损者可做义齿修复。

六、畸形中央尖

畸形中央尖是指牙齿在发育期间，成釉器形态分化异常所致的牙形态发育异常。

【诊断要点】

1. 前磨牙（磨牙偶见）咬合面中央有圆锥形突起，尖锐或圆钝。

2. 中央尖磨耗或折断后，基底呈圆形或圆锥形暗色环，中心有浅黄色或褐色的牙本质轴。

3. 可并发牙髓炎和根尖周炎。

4. X 线片见由髓室顶突向咬合面的中央尖，有时可见突入尖中的髓角。

【治疗原则】

1. 圆钝和接触无碍的畸形中央尖可不处理。

2. 加固防折，即在牙尖周围用复合树脂粘接加固。

3. 牙髓感染的患牙，须行牙髓治疗和根尖屏障术。根尖尚未发育完成的患牙，可行根尖诱导成形术或再生性牙髓治疗。

4. 牙根过短或根尖病变过大、牙周条件差的患牙，应拔除。

七、牙内陷（畸形舌侧窝、畸形舌侧沟、畸形舌侧尖、牙中牙）

牙内陷是牙胚在发育期间，成釉器过度卷叠或局部过度增殖，深入牙乳头所引起的牙冠形态异常。牙内陷的解剖形态复杂，变异较大。根据牙内陷深浅程度及临床形态表现，可分为畸形舌侧窝、畸形舌侧沟、畸形舌侧尖和牙中牙。

【诊断要点】

1. 上颌侧切牙舌侧窝囊状深陷，窝内多有色素沉着。中切牙偶见。

2. 牙冠外形正常或呈圆锥形，舌隆突可呈趾状舌尖，舌侧窝可见发育沟越过舌隆突延伸至腭侧根面。

3. 一般无自觉症状，如并发龋病、牙髓炎或急性根尖周炎，可出现相应症状。畸形舌侧沟可继发牙周炎。

4. X线片和（或）锥形束CT有助于了解内陷情况。

【治疗原则】

1. 轻者行预防性复合树脂粘接修复。

2. 并发牙髓炎、根尖周炎者行根管治疗。锥形束CT辅助显微镜、超声技术有助于对内陷部分的处理。

3. 并发严重牙周感染者可结合手术进行意向性再植术。拔出患牙、充填修复畸形舌侧沟后，再植入患牙，可能取得良好效果。

4. 牙周骨组织破坏严重、感染无法控制时，拔除患牙。

第三节　牙慢性损伤

牙非龋性慢性损伤是指牙齿在长期行使功能的过程中，不断接受不利的或过度的物理和化学因素作用所导致的牙齿硬组织的损伤。表现为牙齿硬组织的渐进性丧失、劈裂、折断、吸收等，并可继发牙髓和根尖周组织的疾病。

物理因素主要指咀嚼压力（又称咬合压力）。牙齿在萌出并与对颌牙齿接触后，开始承受咀嚼压力和摩擦力，一方面可使牙体硬组织长期缓慢磨损，另一方面过大的咀嚼压力可使牙齿发生折裂。化学因素指在口腔环境内的唾液、食物、胃内反流物，以及生活和工作环境中与牙齿接触的各种化学物，主要是指酸的作用。牙齿的基本成分羟磷灰石可以被酸蚀溶解，发生牙酸蚀症。

一、磨损

磨损是指主要由机械摩擦作用造成的牙体硬组织渐进性丧失的疾病。可累及一个或多个牙齿，甚至全牙列。

【诊断要点】

1. 轻度　釉质部分磨损，牙本质外露，无自觉症状或有敏感症状。

2. 中度　大面积冠部组织磨损，牙尖已平或在深凹磨耗面，可有牙齿敏感症状，存在食物嵌塞、龈乳头炎、咬合创伤等。

3. 重度　髓角暴露或髓角顶端部位见着色圆点，并发牙髓炎、根尖周炎。颌间距离变短，可出现颞下颌关节损伤或功能紊乱。

【治疗原则】

1. 去除病因，包括改正不良的习惯、修复缺失牙齿等。

2. 对症治疗，如脱敏、牙体修复、调磨、根管治疗或牙周治疗。

3. 有咬合空间时，可行复合树脂直接粘接修复缺损。

4. 必要时应联合颞下颌关节专业医师和修复专业医师协同诊治。

二、牙酸蚀症

牙酸蚀症是指牙齿受内源性或外源性酸性物质侵蚀，硬组织发生进行性丧失的一种疾病。

【诊断要点】

1. 有长期接触饮食酸、工业酸、酸性药物或者胃酸等历史。

2. 饮食酸引起的酸蚀早期表现为釉质表面丝绸样光泽变化，釉质表面微结构（如横纹）消失，异常光滑。牙釉质和牙本质逐渐丧失，牙齿形态发生改变。

3. 工业酸引起的酸蚀表现因酸性强弱而有所不同。强酸造成牙冠表面刀削状平滑面，弱酸在釉牙骨质界处或牙骨质上造成窄沟状缺损。

4. 胃酸酸蚀表现为牙齿舌尖变平、变短，舌面釉质消失、表面光滑。

5. 缺损大时，可出现牙本质敏感、牙髓或根尖周疾病的症状。

【治疗原则】

1. 对因治疗，包括调整饮食习惯，改进生产设备，治疗相关系统疾病。

2. 个人防护，如用含氟牙膏刷牙或定期用 2% 苏打水含漱。

3. 缺损较明显者，修复外形和恢复功能。

4. 并发牙髓炎或根尖周炎者行根管治疗。

三、楔状缺损

楔状缺损是指牙齿牙颈部的硬组织在某些因素长期作用下逐渐丧失，形成由两个光滑斜面组成的楔形缺损。

【诊断要点】

1. 唇颊面牙颈部缺损，呈楔状、碟状、沟状或浅凹状。

2. 缺损表面光滑、坚硬，一般不着色。

3. 无症状或牙齿敏感，可并发龋病或者继发牙髓炎或根尖周炎。

【治疗原则】

1. 去除病因，包括：调整咬合关系，纠正偏侧咀嚼习惯，均衡全口咬合负担；教授正确的刷牙方法；纠正口腔内酸性环境，改变饮食习惯。

2. 对于浅凹形缺损，无症状的不处理，有症状的行脱敏治疗。

3. 对于较深的楔状或沟状缺损，行复合树脂粘接修复治疗。

4. 并发牙髓炎、根尖周炎者行根管治疗。

四、牙隐裂

牙隐裂特指未经治疗的牙齿表面由于某些因素的长期作用而出现的临床不易发现的细微裂纹，又称牙微裂。

【诊断要点】

1. 有磨牙和前磨牙长期咀嚼痛和（或）冷热刺激痛史，特定部位有咬合痛，可有硬物硌伤的病史，或有喜食硬食、偏侧咀嚼的习惯。

2. 𬌗面可见与发育沟吻合并延伸越过边缘嵴的隐裂。

3. 碘酊或其他染色剂可使隐裂清晰可见，显微镜放大检查也有助于确认隐裂。

4. 患牙𬌗面多有异常磨损面和高陡牙尖，有侧方叩痛和咬诊痛。

5. 隐裂处常有色素沉着，可继发龋病、牙髓炎、牙髓坏死或根尖周炎。

6. 牙列可不完整，对侧牙有缺失或废用。

【牙隐裂分度】

根据隐裂纹的深度和出现的临床症状分为5度。

1度：隐裂纹仅在釉质内，没有临床症状，裂纹不能染色。

2度：隐裂纹达牙本质浅层，裂纹处有牙本质敏感症状，可染色。

3度：隐裂纹达牙本质中、深层，出现可复性牙髓炎或牙髓炎症状，裂纹染色明显，并可继发龋损，咬楔测验阳性。

4度：隐裂纹达牙髓腔，出现牙髓炎、牙髓坏死或根尖周炎症状，裂纹染色明显，咬合痛明显。

5度：患牙因隐裂而劈裂，可出现牙髓牙周联合病变症状。

【治疗原则】

1. 针对病因，改变饮食或咀嚼习惯；修复缺失牙，均衡咬合力。对于隐裂牙，保存患牙是首要原则。

2. 无牙髓症状者，可调整咬合，磨除隐裂纹，行复合树脂直接粘接修复。

3. 并发牙髓炎或根尖周炎者行根管治疗。需先行降殆，尽量磨除隐裂纹后行复合树脂粘接修复，必要时行临时冠修复；尽快完成根管治疗操作，及时行全冠修复。

五、牙根纵裂

牙根纵裂指在某些致病因素作用下，发生于牙根的平行于牙长轴、由根尖向冠方的纵向裂纹。发生于活髓牙的牙根纵裂为原发性牙根纵裂，继发性牙根纵裂多见于牙髓治疗后的牙齿。

（一）原发性牙根纵裂

【诊断要点】

1. 未经根管治疗的后牙出现牙髓炎或根尖周炎症状。

2. 有长期咬合痛和（或）反复肿痛的病史。

3. 有叩痛，根裂部位可有扪痛、牙龈红肿，可有不同程度的松动。

4. 有窄而深及根尖部的牙周袋，可并发牙周脓肿，晚期可探及折断牙根的断端。

5. 患牙多有咬合负担重，牙列不完整，如多颗牙缺失未修复、多颗患牙未经治疗而丧失功能等。

6. X线片显示纵裂牙根根管影像从根尖部到根管口有长度不等的直线状均匀增宽，晚期可见裂片从牙颈部断裂分离，或有移位。牙周组织表现可有患根周围牙周膜间隙增宽，根分叉骨密度降低或骨质丧失，患根周围的牙槽骨垂直或水平吸收或呈局部性骨致密。CBCT检查可显示牙根横断面有贯穿根管的颊舌向线状低密度影。

7. 当患牙未能识别牙根纵裂而因牙髓、根尖周病表现行根管治疗时，在用根尖定位仪于根管内测量长度时，可提示根管壁不完整，存在穿通牙周膜的通道，以此可予提示。

【治疗原则】

1. 一旦确诊牙根纵裂，患牙预后不佳。若患牙松动明显或牙周破坏广泛，应予以拔除；若牙周条件尚好，可试行截根术或牙半切术。

2. 对因治疗，均衡全口咬合力，解除局部过重咬合负担。

（二）继发性牙根纵裂

【诊断要点】

1. 患牙已行根管治疗。

2. 多有咬合不适或咀嚼痛。

3. 局限性深、窄牙周袋，牙龈可有窦道口，靠近龈缘。

4. X 线片和（或）CBCT 显示患牙已行根管治疗，根纵裂影像类似原发性牙根纵裂表现。但初期根纵裂影像常被根充物阻射影遮挡以致不能有效分辨，CBCT 轴面观也可能受根充物伪影的干扰。

5. 若患牙不能确诊，牙周损害较轻，考虑保留患牙，可根据临床情况选择翻瓣术进行探查后确诊；若牙周 - 根尖周骨组织损害广泛，可诊断为牙周 - 牙髓联合病变而予以拔除。

【治疗原则】

1. 牙周条件较好时，可行截根术或牙半切术，同时均衡全口咬合负担。

2. 松动明显或牙周破坏广泛的患牙则拔除。

六、创伤性根横折

创伤性根横折是指磨牙承受应力较大的牙根在创伤性𬌗力作用下发生折断。

【诊断要点】

1. 患牙长期咬合不适，可有急性咬合外伤史。

2. 无任何牙体疾患，有叩诊不适或叩痛，根折侧叩诊浊音，有时可见或探及折断根的断面。

3. 患牙有Ⅰ～Ⅱ度松动，功能性动度明显。

4. 全口咬合力分布不均，患牙非工作侧有咬合干扰。

5. 可并发牙髓炎和根尖周病或牙周疾病。

6. X 线片可见透射的横折线，偶见折断根尖移位。

7. 开髓后患牙根在折断线处的异常探诊可协助诊断。

【治疗原则】

1. 均衡全口牙齿咬合负担，调除咬合干扰。

2. 牙髓活力正常且牙周检查正常者可不处理，定期观察。

3. 已并发牙髓或根尖周病者行根管治疗。

4. 折断的部位如不与龈袋相通，可行保守治疗（根管治疗）。折断部位与牙龈相通者，可酌情行截根术或牙半切术。

第四节　牙外伤

牙外伤指牙受到各种机械外力作用所发生的牙周组织、牙髓组织和牙体硬组织的急剧损伤，临床常见几种损伤同时发生。根据牙主要损伤的部位，临床将牙外伤诊断为牙震荡、牙折、牙脱位和牙脱臼等不同类型。牙外伤多为急诊，处理时应首先注意患者的全身情况，查明有无其他部位的骨折和颅脑损伤等重大问题。牙外伤也常伴有牙龈撕裂和牙槽突的折断，均应及时诊断和处理。

一、牙震荡

牙震荡是牙周膜的轻度损伤，又称为牙挫伤或外伤性根周膜炎。根尖周围的牙周膜充血、渗出，甚至轻微出血，常伴有牙髓充血和水肿。

【诊断要点】

1. 外伤史。

2. 牙体无折断或缺损。

3. 患牙可有不适感或一过性冷热刺激痛。

4. 牙髓活力测试反应不一。

5. X线片无异常表现。

【治疗原则】

1. 嘱患者勿用患牙咬物 1~2 周。不做处理，或必要时可少量调整咬合，以减轻患牙的殆力负担。

2. 记录牙髓活力测试结果，伤后 4 周和 1 年时复查牙髓活力及其他症状。如出现牙髓或根尖周炎症，行根管治疗。

二、牙折

牙折按照程度不同可分为不全冠折和冠折，按部位不同可分为冠折、根折和冠根折。

（一）不全冠折

不全冠折是指牙釉质不全折断，牙体组织无缺损。从牙釉质表面开始与釉柱方向平行的折断线可止于釉质内，也可到达釉牙本质界。

【诊断要点】

1. 外伤史。

2. 唇侧釉面上垂直、水平或放射状裂纹。

3. 无不适或轻度甜、酸、冷、热敏感。

4. X线片无异常表现。

【治疗原则】

可不做处理，观察。

（二）冠折

冠折未露髓

冠折未露髓仅限于冠部釉质或釉质和牙本质折断，多见于上中切牙近中切角或切缘水平折断，偶见折断面涉及大部分唇面或舌面。

【诊断要点】

1. 外伤史。

2. 牙釉质和（或）牙本质缺损，未露髓。

3. 可伴有创伤性根周膜炎或牙齿敏感症状。

4. X线片显示牙根及根尖周无异常。

【治疗原则】

1. 仅釉质折断而无症状者少量调磨锐利边缘。

2. 缺损达牙本质者行复合树脂粘接修复或断冠再接，近髓者可间接盖髓。

3. 治疗后6~8周、1年复查，如发生牙髓坏死或根尖周病变，行根管治疗。

冠折露髓

折断面上有微小或明显露髓孔，探诊和冷热刺激时敏感。如未及时处理，露髓处可出现增生的牙髓组织或发生牙髓炎。

【诊断要点】

1. 外伤史。

2. 牙冠缺损并露髓。

3. X线片显示牙根及根尖周无异常。

【治疗原则】

1. 年轻恒牙应做直接盖髓或活髓切断术，待根尖形成后再行根管治疗或直接行牙冠修复。

2. 成年恒牙可根管治疗后修复缺失牙冠。

（三）根折

【诊断要点】

1. 外伤史。

2. 根折的部位不同，表现的松动度和叩痛不一。如果根折发生在根尖1/3处，可表现为无或仅有轻度叩痛，有轻度松动或不松动；如果中1/3或近龈1/3根折，则叩痛明显，叩诊浊音，Ⅱ～Ⅲ度松动。

3. 患牙做正中或前伸咬合时，将手指放在唇侧龈可扪及异常的松动度。有时可见患牙轻微变长。

4. 可有扪痛，龈缘出血。

5. X线片可见牙根横向或斜行透射线，必要时行CBCT检查，冠状面和（或）矢状面显示折线透射影。

【治疗原则】

1. 测试并记录牙髓活力。

2. 根折线位于根尖1/3且患牙无症状者可不做处理。

3. 根折线位于其他部位者，如根折线与龈袋不相通，应弹性固定4周；若近颈部，可延长固定至4个月。

4. 根折线与口腔相通者，一般应拔除患牙。如残留牙根长度充足，可摘除断端冠，做根管治疗，冠延长术或正畸牵引术后，行桩核冠修复。

5. 陈旧性根折患牙，如有根尖病变，而且折断线与龈袋或牙周袋相通，则拔除。如折断线在根尖 1/3 且有窦道与折断线相通，其余部分牙周组织健康，可在根管治疗后做根尖手术。

6. 对保存活髓的根折患牙，2 周、1 个月、3 个月、6 个月、12 个月时复查，观察折断根愈合情况及牙髓活力情况；如牙髓坏死或有根尖周病变，则行根管治疗。

（四）冠根折

【诊断要点】

1. 外伤史。

2. 折断线累及牙冠和根部，均与口腔相通，牙髓多暴露。

3. 断片松动，触痛，可有牙龈出血。

4. X 线片往往显示折断线由颈部斜向根部。

【治疗原则】

1. 摘除断片后，评估断缘位置以及剩余根长等情况。

2. 若条件许可，则行根管治疗后桩核冠修复；必要时请相关专业医师会诊，决定是否行冠延长术、正畸牵引等。

三、牙脱位

牙脱位时，部分牙周膜撕裂，血管神经断裂，外伤牙的相应部分与牙槽骨脱离，并常有部分牙槽骨骨折。临床有脱出性脱位、侧向脱位和挫入性脱位等脱位情况。

（一）脱出性脱位

【诊断要点】

1. 外伤史。

2. 患牙伸长或倾斜移位、松动，有叩痛、扪痛，伴有龈缘出血。

3. X 线片显示根尖部牙周膜间隙明显增宽，无牙根折断表现。

【治疗原则】

1. 生理盐水冲洗，局部麻醉下轻柔复位，弹性固定 2 周。

2. 测定并记录牙髓活力。

3．定期复查，即于伤后 6~8 周、6 个月、1 年、5 年复查。如发生牙髓坏死、根尖周病，或 X 线片显示牙根吸收，应行根管治疗，诊间氢氧化钙封药。

（二）侧向脱位

【诊断要点】

1．外伤史。

2．患牙向唇、舌或远中方向移位，松动，有叩痛、扪痛，常伴有牙槽窝侧壁折断和牙龈裂伤。

3．X 线片有时可见一侧根尖周膜间隙增宽。

【治疗原则】

1．生理盐水冲洗，局部麻醉下轻柔复位，弹性固定 4 周。

2．测定并记录牙髓活力。

3．定期复查，即于伤后 6~8 周、6 个月、1 年、5 年复查。如发生牙髓坏死、根尖周病，或 X 线片显示牙根吸收，应行根管治疗，诊间氢氧化钙封药。

（三）挫入性脱位

【诊断要点】

1．外伤史。

2．临床牙冠变短，或伴有扭转。叩痛，龈缘出血。伴有牙槽突骨折时，可有扪痛。

3．X 线片显示根尖部牙周膜间隙消失，无根折表现。

【治疗原则】

1．嵌入 3 mm 以下者，不处理，记录牙髓活力。如牙髓坏死，行根管治疗，诊间氢氧化钙封药。观察 8 周后未移动者，局部麻醉下外科手法复位，并即刻弹性固定 4 周。

2．嵌入 3~7 mm 者，复位后固定 4 周或正畸牵引复位。

3．嵌入超过 7 mm 者，复位后固定 4 周。

4．复位患牙 2 周内进行根管治疗，诊间氢氧化钙封药。

5．挫入性脱位的年轻恒牙均可观察自然再萌，4 周内无自行萌出则行正畸牵引。

四、牙脱臼（全脱位）

牙脱臼时，牙周膜完全撕开断裂，牙齿完全脱离牙槽窝。

【诊断要点】

1. 外伤史。

2. 牙齿完全脱出，牙槽窝空虚。

【治疗原则】

牙脱臼后立即或在 15 分钟内再植，牙周膜细胞最有可能存活。若保存于储存介质中，口腔外总干燥时间小于 1 小时，则牙周膜细胞可能受损，但可能存活；若口腔外总干燥时间大于 1 小时，则牙周膜细胞不能存活。除了及早治疗，还应向患者宣教：对于脱臼的牙齿，应立即手持冠部，用牛奶或生理盐水冲洗污物后放入原位，或保存在储存介质中尽快就医。最适合的储存介质是牛奶，其次是汉克盐平衡溶液、唾液（吐在玻璃杯中）或生理盐水。

1. 尽早再植复位，最好 1 小时内再植。

2. 弹性固定 2 周（伴发牙槽骨骨折时固定 4 周）。

3. 再植 7～10 天内拆除固定前行根管治疗，诊间氢氧化钙封药。

4. 口服抗生素 1 周。

5. 治疗后 4 周、3 个月、6 个月、1 年复查，以后每年复查一次直至第 5 年。临床检查结合 X 线片，注意牙根以及咬合情况。

6. 干燥时间大于 1 小时者，再植前完成根管治疗。患牙远期预后较差。年轻恒牙若干燥时间小于 1 小时，尽量避免根管治疗。如果出现牙髓坏死，依次推荐行再生性牙髓治疗、根尖屏障术或根管治疗。

第五节　其他牙体病症

一、牙本质敏感症

牙本质敏感症是指牙齿上暴露的牙本质部分受到机械、化学或温度刺激时，产生一种特殊的酸软、疼痛的症状。牙本质敏感症不是一种独立的疾病，而是多种牙体疾病共有的一种症状。

【诊断要点】

1. 机械刺激时牙齿有酸软的感觉，有冷、热、酸、甜激惹痛，无自发痛。

2. 探针尖检查可找到敏感点或面，多在牙本质外露部位、釉牙本质交界处或牙颈部。

【治疗原则】

1. 症状较轻者可家庭自用脱敏剂。

2. 中重度敏感患者可由医生进行药物脱敏治疗或激光脱敏治疗。

3. 长期不愈的重症患者，必要时采取有创性的治疗，如牙髓治疗。

二、牙根外吸收

牙根外吸收是指牙根表面发生的进行性病理性吸收。该病常无明显临床症状，多在 X 线片检查时发现，可引起牙齿的不可逆损伤，严重者甚至导致牙齿丧失。以病理学为参考，可将牙根外吸收分为表面性吸收、炎症性吸收、替代性吸收和牙颈部外吸收。

【诊断要点】

1. X 线片显示根尖变钝或牙根表面虫蚀状不规则影像，局部牙周膜间隙增宽；也可表现为牙根表面碟形凹陷或牙根变短或根尖区外形不规则缺损，有时可见根管闭锁。

2. 患牙可无症状，牙髓活力正常。牙根替代性吸收时，牙齿动度消失，叩诊金属音。

3. 当外吸收发展到牙髓或牙周组织时，可出现相应的疾病症状，如创伤性根周膜炎、牙龈充血、牙髓炎、根尖周炎等。

4. 患牙多有外伤史、正畸治疗史，有时有漂白治疗史。

5. 患牙也可存在感染因素和压迫因素，如邻近埋伏牙或阻生牙。

【治疗原则】

1. 查找牙根外吸收的病因，针对病因治疗。去除压迫因素，如调整咬合、拔除埋伏牙、摘除肿瘤或囊肿等。去除感染因素，如进行牙髓治疗、牙周治疗等。

2. 患牙出现症状，即做相应治疗，氢氧化钙封药可防止吸收进展。如果外吸收导致穿孔，建议使用生物活性材料修复。牙根过短、临床松动明显时可考虑拔除患牙。

3. 表面性吸收有自限性，一般无须临床干预。

4. 炎症性吸收者应及时行牙髓治疗以使病变停止进展。发育完全的牙齿最常采用根管治疗。对于牙根未发育完全的牙齿，可行根尖屏障术，或尝试再生性牙髓治疗以促进牙根发育。

5. 替代性吸收者牙髓治疗不能阻止其进展，因此活髓牙不建议进行牙髓治疗。对于儿童和青少年，可行自体移植、拔出后重新定位再植及拔除后修复等治疗。注意保留位点以利于后期修复。

6. 牙颈部外吸收者可在相应牙周或根管治疗后修复颈部缺损，建议在需要牙周组织再附着处使用生物相容性材料。若病变进一步扩大，可以尝试意向性再植以修复口内不易到达的缺损。

第六节　牙髓病

牙髓病是指发生于牙髓组织的一系列疾病。牙髓组织因病原刺激物的性质、作用强度、作用时间及机体抵抗力的大小不同，可以经历各种病理过程，如充血、炎症、变性、坏死和牙内吸收。在临床上，上述各种牙髓的病理状态又可以表现为不同的临床特点。牙髓病在临床上可分为可复性牙髓炎、不可复性牙髓炎、牙髓钙化、牙髓坏死和牙内吸收等。其中，不可复性牙髓炎可包括急性牙髓炎（包含慢性牙髓炎急性发作）、慢性牙髓炎（包含残髓炎）和逆行性牙髓炎等。

一、可复性牙髓炎

牙髓受到刺激后，最初始的病理表现是血管扩张、血液充盈，称为牙髓充血，多为牙髓炎症的初起表现。若及时去除病原刺激物，这种单纯的充血状态可以得到缓解，牙髓恢复到原来的状态，临床上称为可复性牙髓炎。

【诊断要点】

1. 主诉对温度刺激，尤其是冷刺激一过性敏感。

2. 无自发痛。

3. 可找到能引起牙髓病变的牙体病损或牙周组织损害等病因。

4. 患牙的温度测验表现为一过性敏感且反应迅速，尤其对冷测反应较敏感。

5. 叩诊反应同正常对照牙，即叩痛（－）。

二、急性牙髓炎（包括慢性牙髓炎急性发作）

急性牙髓炎可由牙髓充血发展而来，也可由牙髓的慢性炎症急性发作而来。急性牙髓炎依炎症发展过程分为浆液期和化脓期，但是没有截然的分界，而是一个移行过程。

【诊断要点】

1. 典型的疼痛症状（自发性阵发痛、冷热痛、夜间痛、放散痛不能定位），发病急，疼痛剧烈。

2. 患牙可找到能引起牙髓病变的牙体病损或牙周组织损害等病因。

3. 牙髓温度测试疼痛，并且持续。

4. 临床上绝大多数出现急性疼痛的病例均属于慢性牙髓炎急性发作的表现，可有轻叩痛。

急性牙髓炎应与三叉神经痛、龈乳头炎、急性上颌窦炎和干槽症等疾病进行鉴别诊断（表2-4至表2-7）。

表 2-4　三叉神经痛与急性牙髓炎鉴别

	三叉神经痛	急性牙髓炎
扳机点	扳机点引起阵发性剧痛	阵发性自发痛，无扳机点
夜间痛	极少	明显
疼痛部位	沿三叉神经分支分布	一侧上下，不定位，有放射性痛
牙髓活力温度测试	不引起疼痛	激发痛，持续
患牙治疗	可无患牙，或除外牙病后疼痛仍存在	患牙治疗后疼痛消失

表 2-5 龈乳头炎与急性牙髓炎鉴别

	龈乳头炎	急性牙髓炎
病史	食物嵌塞史	牙痛史
疼痛性质	持续性剧烈胀痛	阵发性剧烈锐痛
龈乳头	红肿、探痛、有出血	正常
疼痛部位	多可定位	放散，不可定位
牙髓活力温度测试	可有一过性敏感	剧烈激发疼痛
止痛效果	去除局部刺激因素可减轻急性症状	开髓后疼痛缓解

表 2-6 急性上颌窦炎与急性牙髓炎鉴别

	急性上颌窦炎	急性牙髓炎
病史	感冒史、上颌窦炎	牙病史
疼痛性质	持续性钝痛、胀痛	阵发性尖锐、剧烈的疼痛
夜间痛	不明显	夜间痛重
疼痛牙位	较明确，双侧上5、6、7	不定位，任何牙位均可发生，有放散痛
叩痛	一侧多个牙（+）	（±）或（+）
牙髓活力温度测试	正常	剧烈激发痛
上颌窦前壁压痛	有	无

表 2-7 干槽症与急性牙髓炎鉴别

	干槽症	急性牙髓炎
病史	拔牙后3天至2周内发生疼痛	可无拔牙史
疼痛性质	持续痛，夜间痛不明显	阵发性自发痛，夜间痛重
临床检查	拔牙窝内空虚，骨外露，有臭味	患牙可有龋洞
叩痛	邻牙叩痛（+）	（±）或（+）
牙髓活力温度测试	邻牙可一过性敏感	剧烈激发痛

三、慢性牙髓炎

慢性牙髓炎是临床上最常见的一型，临床症状不典型，有些病例可没有明显的自发痛。当侵入牙髓的细菌或其产物毒力较低，而机体的抵抗力较强时，牙髓组织的炎症多表现为慢性过程，慢性炎症细胞浸润可以维持较长时间，根尖部牙周膜则可成为牙髓炎症中心的外围区，出现轻度水肿的变化，故临床上患牙可有轻度叩痛，或 X 线片显示根尖周膜模糊、增宽影像。当牙髓的急性炎症渗出物得到引流，但炎症未能彻底消除时，也可转化为慢性炎症。反之，若机体抵抗力减弱，或局部引流不畅，慢性牙髓炎又会转化为急性牙髓炎，即慢性牙髓炎急性发作。

【诊断要点】

1. 长期冷、热刺激痛病史和（或）自发痛史，多可指明患牙。
2. 可找到能引起牙髓病变的牙体病损或牙周组织损害等病因。
3. 温度测试有异常表现。
4. 可有轻叩痛。

慢性牙髓炎应与可复性牙髓炎进行鉴别诊断（表 2-8）。

表 2-8　可复性牙髓炎与慢性牙髓炎鉴别

	可复性牙髓炎	慢性牙髓炎
自发痛	无	可有
龋洞探诊	敏感	敏感或迟钝
牙髓活力温度测试	冷测引起疼痛，刺激去除后消失	冷、热测敏感、迟钝或迟缓性痛，刺激去除后疼痛持续
疼痛放散	无	可有
叩痛	（－）	（＋）或（±）

在临床上诊断慢性牙髓炎时，一般仅对患牙诊断"慢性牙髓炎"即可。如有各型的典型表现，可以分别诊断为闭锁型、溃疡型及增生型。增生型慢性牙髓炎的牙髓息肉应与牙龈息肉和牙周膜息肉进行鉴别诊断（表 2-9）。

表 2-9 牙髓息肉、牙龈息肉和牙周膜息肉鉴别

	牙髓息肉	牙龈息肉	牙周膜息肉
蒂部来源	髓腔	龈乳头	髓底穿孔处
髓底	完整	完整	不完整
X 线片表现	髓腔穿通	髓室完整	髓底破坏

四、残髓炎

临床上经过牙髓治疗的患牙又出现了温度刺激痛或自发性钝痛等慢性牙髓炎不典型的临床症状，经重新完善的牙髓治疗后症状消失，称为残髓炎。

【诊断要点】

1. 牙髓治疗史。
2. 治疗牙咬合不适，可有自发隐痛。
3. 温度测试施以强温度刺激时，患牙可有迟缓反应。
4. 叩痛（±）或（+）。
5. 探查已治疗的根管内有残髓并有探痛，或找到有炎症牙髓的遗漏根管。

五、牙髓坏死

牙髓坏死常由各型牙髓炎发展而来，也可因外伤打击、正畸矫治所施加的过度矫治力、修复治疗对牙体组织进行预备时的过度手术切割产热，以及使用某些修复材料（如硅酸盐粘固剂、复合树脂）所致的化学刺激或微渗漏而引起。当牙髓组织发生严重的营养不良及退行性改变时，由于血液供应的严重不足，最终可发展为组织坏死，又称为牙髓渐进性坏死，多见于老年人。坏死的牙髓组织有利于细菌的定植。牙髓坏死如不及时进行治疗，感染可向根尖周组织发展，导致根尖周炎。

【诊断要点】

1. 无自觉症状，有疼痛史、外伤史、正畸史或充填修复史。

2. 可见深龋洞、充填体、深牙周袋或其他牙体硬组织疾患，或仅牙冠变色。

3. 牙髓活力测试无反应。

4. 叩痛（－）或（±）。

5. X线片显示根尖周影像无明显异常。

六、牙内吸收

牙内吸收是指牙髓组织分化出破牙本质细胞，从髓腔内部吸收牙体硬组织，形成不可复性的损害。牙内吸收的病因和机制至今不十分清楚。

【诊断要点】

1. 一般无自觉症状，少数病例可有牙髓炎症状。

2. 可有外伤史或活髓保存治疗史。

3. 发生在髓室时，可见牙冠呈现粉色，有时可出现小范围暗黑色区域。发生在根管内时，牙冠颜色无改变。

4. 牙髓活力测试可正常或迟钝。

5. 叩痛（－）或（±）。

6. X线片可见到沿髓室或根管有局限性、对称的不规则透射影。CBCT有助于识别内吸收范围，以及髓腔壁是否穿通或有无根折等。

七、牙髓病的诊断步骤

对牙髓病的诊断，实际上是一个仔细收集患者的症状、病史和体征等重要信息的过程，其中重要的步骤是聆听和询问，同时结合临床检查和牙髓诊断性试验结果，从而分析、确认主要问题并找到问题根源，以便制定解决这一问题的治疗方案。

诊断牙髓炎主要依据患者的自觉症状、病因及患牙对温度刺激的反应，综合分析，进行判断。由于牙髓炎的症状主要是疼痛，而且是具有一定特性的疼痛，又因其病因明确，大多是通过一定的感染途径引发，以及牙髓炎发生时牙髓的敏感程度增加等情况，一般临床诊断牙髓炎并不困难。但牙髓炎所表现的疼痛又有其特殊性，尤其是急性牙髓炎，疼痛不易定位，故准确找出患牙是诊断牙髓炎的关键。

临床上可通过三大步骤进行诊断，称为牙髓炎的"诊断三部曲"。首先是通过问诊获得初步印象；然后检查可能引起牙髓炎的病因，圈出可疑患牙；再进一步对可疑患牙进行牙髓活力温度试验，确定患牙。只有这样由浅入深一步一步地证实判断的可靠性，才能得出正确的诊断。

八、牙髓病的治疗原则

牙髓病的治疗原则是保存活髓和保存患牙。

由于牙髓解剖、生理方面的特点，其一旦发炎，很难恢复正常。牙髓和牙髓腔的增龄变化对炎症的转归及预后有较大的影响。年轻恒牙，在牙髓处于炎症的早期阶段时，若及时采取保存活髓的治疗措施，较容易取得成功。但是，随着患者年龄的增长，髓腔、根尖孔逐渐缩小，牙髓活力也逐渐减退，老年人的牙髓还多有退行性变。这时，即使是在炎症早期，保存活髓也极为困难。因此，在成人牙髓病中，保存活髓的治疗适应证范围很窄。随着生物活性材料的成功研发和临床应用，以及临床医师对治疗过程中感染控制意识的增强和有效手段的实施，临床上对成人早期炎症牙髓的保存正在做出进一步的研究、探索和尝试，期望成人炎症牙髓能够得到有效保存的目标早日实现。不同类型牙髓病的治疗措施概述如下：

1. 可复性牙髓炎应去除病源后行活髓保存治疗。

2. 不可复性牙髓炎要保存患牙。急症时，开髓引流减压、摘除牙髓是有效缓解疼痛的措施；对于确诊牙髓炎且无根尖周炎迹象的患牙，摘除牙髓后应进行根管清理与成形，可直接行根管充填；否则可行根管封药，约诊再做根管充填。

3. 对于患者不可复性牙髓炎的年轻恒牙，可考虑再生性牙髓治疗。

4. 根据牙体缺损情况，选择合适的修复方式，恢复患牙形态与功能。

第七节　根尖周病

根尖周病是指发生于根尖周围组织的炎症性疾病，又称根尖周炎，多为牙髓病的继发病。

一、急性根尖周炎

急性根尖周炎是从根尖部牙周膜出现浆液性炎症到根尖周组织形成化脓性炎症的一系列反应过程，是一个病变程度由轻到重、病变范围由小到大的连续过程。在病程进展到达高峰时，牙槽骨的病变已发展为局限性骨髓炎，严重时还将发展为颌骨骨髓炎、颌面部间隙感染，甚至出现全身的菌血症、毒血症及败血症，进而引起全身重要系统的疾病。

【诊断要点】

1. 有牙髓病史、外伤史或不完善的牙髓治疗史。

2. 有咬合痛，能定位。

3. 可见龋坏或其他牙体疾患，或有深牙周袋或充填物，或仅牙冠变色。

4. 有不同程度叩痛，牙龈红肿。

各临床阶段特征性诊断依据及与急性牙周脓肿的鉴别要点见表2-10和表2-11。

表 2-10　急性根尖周炎各期的临床表现

症状和体征	浆液期	根尖周脓肿期	骨膜下脓肿期	黏膜下脓肿期
疼痛	咬合痛	持续性跳痛	胀跳痛极剧烈	减轻
叩痛	（+）~（++）	（++）~（+++）	（+++），最剧烈	（+）~（++）
扪诊	不适	疼痛	极痛，深部波动感	浅部波动感
根尖部牙龈	无变化或潮红	红肿，局限	红肿明显，广泛	肿胀明显
全身症状	无	无或轻微	乏力，发热	减轻或无

表 2-11　急性根尖周脓肿与急性牙周脓肿的鉴别要点

鉴别点	急性根尖周脓肿	急性牙周脓肿
感染来源	感染根管	牙周袋
病史	较长期牙体缺损史 牙痛史 牙髓治疗史	长期牙周炎病史
牙体情况	深龋洞 近髓的非龋疾患 修复体	多无可引起牙髓坏死的牙体病损
牙髓活力	多无	多有
牙周袋	无	深，迂回曲折
脓肿部位	靠近根尖部 中心位于龈颊沟附近	较近牙龈缘
脓肿范围	较弥散	局限于牙周袋壁
疼痛程度	重	相对较轻
牙松动度	相对较小，病愈后牙恢复稳固	明显，消肿后仍很松动
叩痛	很重	相对较轻
X 线片表现	无明显异常表现；若患牙为慢性根尖周炎急性发作，根尖周牙槽骨显现透射影像	牙槽嵴破坏，可有骨下袋
病程	相对较长，脓液自根尖周向外排出的时间需五六天	相对较短，一般三四天可自溃

【治疗原则】

1. 消除急性炎症，如开髓，清除根管内容物，疏通根管，引流根尖渗出物。

2. 评估患牙的可保留性，根据诊断和下一步的治疗方案做不同的处置：

（1）如患牙可保留，初步清创引流后，浆液期患牙可于根管预备后封抑菌、抗炎消毒药物；根尖脓肿期患牙可于疏通根管后行髓腔封药或进行短暂的开放引流，复诊后再行根管清理和封药；骨膜下脓肿期和黏膜下脓肿期患牙，在行髓腔引流和封药的同时做脓肿切开引流。急性症状缓解后，完成根管治疗。

（2）如患牙不能保留，则开放髓腔，急性症状缓解后拔除。

3. 适当调整咬合。

4. 根据全身情况应用抗生素和非甾体抗炎止痛药。

二、慢性根尖周炎

慢性根尖周炎是指因根管内长期存在感染及病原刺激物而导致的根尖周围组织慢性炎症反应。病变类型主要有根尖周肉芽肿、慢性根尖周脓肿、根尖周囊肿和根尖周致密性骨炎。

【诊断要点】

1. 无明显自觉症状，可有咀嚼不适，可有疼痛和（或）肿胀史。

2. 可见龋坏或其他牙体疾患，或有深牙周袋或充填物，或仅牙冠变色。

3. 叩痛（±）或（+），牙龈（或皮肤）可有窦道。

4. 牙髓坏死，活力测试无反应。

5. X线片显示患牙根尖周有不同表现的X线透射区。

6. 经窦道口插入牙胶诊断丝，X线片可显示经窦道引流的病变部位。

7. 根尖周致密性骨炎的X线片表现为根尖部骨质局限性致密阻射影像，无透射区，多在下颌后牙。

8. 根尖周围骨组织出现X线透射区时，需注意与非牙髓源性根尖周病损鉴别，鉴别要点见表2-12。

表2-12　需与慢性根尖周炎鉴别诊断的非牙髓源性根尖周疾病

疾病	好发人群与部位	病史与症状	检查	影像学表现	治疗
骨化纤维瘤	儿童及青年人，女性多于男性，多发于下颌骨	初期无症状	后期颌骨膨胀肿大，面部畸形，牙齿移位，牙髓活力测试正常	有牙齿部位颌骨内呈单房或多房的外形不规则的X线透射区，外被薄层皮质骨板，内有骨小梁形成；邻近牙根偏斜，并可有吸收	无须治疗，定期观察，肿瘤增大明显则手术摘除
根尖周牙骨质-骨质发育不良	20岁以上患者，女性多于男性，下颌切牙的根尖周围	一般无自觉症状	牙髓活力测试正常	溶骨期：根尖周膜附近有圆形X线透射区，似根尖肉芽肿；牙骨质成熟期：大量牙骨质形成，根尖周不规则的透射区中心出现中等程度阻射的团块影像；成熟期：牙根尖致密团块影像，周边周以少量密度减低影像带	观察，无须处理
血外渗性囊肿	青壮年，下颌前部	可有外伤史或咬合创伤史，一般无症状	牙髓活力测试正常，少数情况下伴牙本质过敏或异常感觉	囊肿在两牙间呈圆形展开，边缘清楚但无骨白线	手术摘除，防止日后波及牙根
骨纤维异常增殖症	儿童及青年人，上颌骨见于第一、二磨牙区	—	骨外形逐渐膨大，有轻微痛或无痛，触诊为骨性硬度	病损表现为根尖周围的X线透射区，并出现牙齿症状，不易与根尖周病相鉴别。根尖手术后病损组织的病理报告可明确诊断	牙齿无症状，牙髓活力测试正常时无须处理，观察

续表

疾病	好发人群与部位	病史与症状	检查	影像学表现	治疗
牙源性角化囊肿	10～30 岁，40～50 岁下颌第三磨牙区及下颌支部	—	牙髓活力测试正常	单囊型或多囊型，有时包含邻近未萌牙，有时萌出牙在角化囊肿内。囊腔可与邻牙根尖同重叠	及早手术摘除
发育性根侧牙周囊肿	任何年龄，平均50岁下颌前磨牙区	无症状	牙髓活力测试正常	根侧单发的边界完整，呈圆形或卵圆形的 X 线透射区，骨白线完整。CBCT 有助于诊断	及早手术摘除
鼻腭囊肿	多见于 30～60 岁患者，位于上颌切牙中间	无症状	牙髓活力测试正常	心形、圆形、椭圆形密度减低的影像，边界清楚并有密质骨边缘。囊肿较大时，相邻牙根可被分开，偶见牙根吸收	及早手术摘除
浆细胞肉瘤	40～70 岁中老年人下颌骨，常分布于下颌管附近及骨髓腔	骨骼痛为特征。口腔最早表现状：颌骨痛、肿胀和麻木，牙齿松动	牙齿无疾病，牙髓活力测试正常，骨皮质破坏穿孔，出现病理性骨折。全身恶病质浆细胞数增加，白细胞数减少，尿中有本周蛋白	X 线片早期可无表现，直至骨皮质穿孔可可见多个大小不等的圆形溶骨性凿孔状缺损，边缘清晰偶见根尖周 X 线透射区	及早外科治疗

续表

疾病	好发人群与部位	病史与症状	检查	影像学表现	治疗
骨肉瘤	青少年，男性多于女性，5%发生于颌骨，下颌骨更多见	早期症状为间歇性疼痛和麻木	患区牙齿叩痛，打诊松动，类似牙髓病和根尖周病症状	肿瘤骨为中心的日光放射状阻射影。早期可有邻近牙牙周膜间隙增宽，牙齿硬骨板消失，下颌管外形不规则	及早外科治疗
地中海贫血综合征	—	慢性贫血表现	颌骨皮质骨变薄，牙齿松动，牙根变短呈针尖形。牙本质矿化不良，牙冠窝沟裂隙数目增多	X线片见后牙区根尖附近骨组织呈多孔样，骨小梁模糊或消失；前牙区骨髓腔不规则扩大，骨小梁清晰可见	血液科治疗
白血病	—	口腔内症状有时成为初诊主诉问题	牙龈苍白而不规则增生，牙龈出血和溃疡坏死，牙髓炎样疼痛，牙周脓肿和牙齿松动	颌骨内根尖周广泛的牙槽骨吸收破坏，呈局灶性骨髓炎表现，牙根一侧的牙槽骨可全部被吸收破坏	拔牙可加速患者死亡，牙髓治疗可以减少此危险，应对症治疗，保持口腔卫生

【治疗原则】

1. 首选根管治疗。

2. 有窦型慢性根尖周炎患牙在根管预备后，需行根管封药，待窦道口开始闭合后再行根管充填。

3. 根管治疗后定期复查，如根尖病变无好转倾向或扩大，酌情行根尖手术。

4. 根管治疗后，择期进行牙冠修复，可根据剩余牙体组织量选择相应修复方式。

5. 无法完成根管治疗、根尖病变迁延不愈、牙周条件差或可修复性差等情况，考虑拔除患牙。

第八节 牙周牙髓联合病变

牙周牙髓联合病变根据病变情况可分为牙髓来源的牙髓 - 牙周联合病变、牙周来源的牙周 - 牙髓联合病变，以及牙周和牙髓病变独立存在等类型。本节将重点讲述牙髓 - 牙周联合病变和牙周 - 牙髓联合病变这两个类型，牙周和牙髓病变独立存在的类型不在此赘述。

一、牙髓 - 牙周联合病变

【诊断要点】

1. 患牙疼痛或牙龈肿胀史，或牙髓治疗史。

2. 牙髓活力测试无活力。

3. 患牙有牙周引流通道，可探及深牙周袋，也可有牙周脓肿形成。

4. X 线片显示根尖周、根分叉处或牙根的一侧可有牙槽骨破坏的 X 线透影区。

【治疗原则】

1. 尽早进行根管治疗。

2. 去除咬合干扰或食物嵌塞等不利因素。

3. 病程短者，单纯进行根管治疗后，牙周病变即可完全愈合。

4. 病程长久，牙周袋已形成实质性破坏时，应在根管治疗后同时进行牙周治疗。

5. 若数月后骨质仍无修复或深牙周袋仍在且炎症不能控制，可进一步行牙周治疗如翻瓣术等。

6. 本型一般预后较好。

二、牙周 - 牙髓联合病变

【诊断要点】

1. 长期牙周炎病史，近期出现牙髓炎或根尖周炎疼痛症状。

2. 患牙可见明显的局部致病因素、接触区不良或邻牙无接触，基牙负荷重，咬合创伤明显。

3. 患牙牙周袋可深达根尖附近，松动度不等，可有龈下结石和溢脓。

4. 患牙一般无龋坏或其他牙体硬组织疾病。

5. 牙髓活力测试可出现激发痛或无反应等。

6. X 线片可见一侧牙槽骨丧失较多，出现骨袋，袋底近根尖区或有重度根分叉病变，或有广泛的牙周组织破坏。必要时 CBCT 有助于更好地了解骨质破坏范围与程度。

【治疗原则】

1. 考虑全牙列的治疗设计，决定患牙的存留，必要时请牙周科会诊明确牙周病变程度和牙周治疗预后，共同制订治疗计划。

2. 如患牙可保留，可在急性炎症消除后行根管治疗。

3. 行牙周系统治疗，牙周治疗疗效对预后影响较大。

第三章

常用基本技术

第一节　口腔健康指导

　　口腔医师应在日常工作中对患者开展口腔健康教育，提出有针对性的口腔健康行为建议，进行口腔卫生指导。

一、口腔健康行为建议

　　1. 引导患者理解良好的口腔卫生有利于预防口腔疾病，保障治疗疗效。自我口腔保健是维护个人口腔健康的主要手段，其中菌斑控制是自我口腔保健的基本内容，机械方法清除菌斑是最简易的自我口腔保健方法。

　　2. 正确刷牙，早晚各一次，以去除牙菌斑，清洁牙齿。要按照一定的顺序刷牙，做到面面刷到，每次刷牙时间至少2分钟。注意避免对牙面的磨损和牙龈损伤。

　　3. 牙线有助于邻面间隙或牙龈乳头处的清洁。饭后或睡前使用，以去除邻面菌斑和牙间隙内的食物残渣。

　　4. 间隙刷用于清洁刷牙难以到达的部位，例如较大的牙间隙、前磨牙邻面凹陷、根分叉等部位。

　　5. 饭后漱口可去除口腔内的食物残渣，保持口腔清洁。但漱口不能代替刷牙对菌斑的机械清除作用，可作为口腔护理辅助手段。药物漱口液不能用于长期漱口。

　　6. 使用含氟牙膏。应每日使用，以预防龋齿，促进早期龋再矿化。

7. 限制甜食。糖与龋的关系密切，预防龋齿必须控制糖的摄入。要做到减少吃糖（包括含糖饮料）次数和量；食用后清水漱口；睡前不吃糖，仔细刷牙、漱口。

8. 定期进行口腔检查，以便发现和处理早期的龋齿。一般患者每年检查一次。对于高危患者要增加频率，最少每年 2 次，必要时每 3 个月一次。

二、牙菌斑染色

牙菌斑薄而无色，紧密地附着在牙齿表面，肉眼不易看清。牙菌斑染色后易于肉眼辨识，可以用来指导患者有效清除牙菌斑。

患者漱口后，用小毛刷/棉签将牙菌斑染色剂均匀涂于受检牙面，然后嘱患者再次漱口。染色后的牙菌斑呈红色，可通过刷牙等机械方法清除。

第二节 局部麻醉

牙科患者就诊时的紧张、恐惧和焦虑心理，多数与生活经历中的牙痛或牙科就诊经历有关。在操作治疗中重视和正确运用无痛技术，不仅可以使治疗顺利进行，而且对于患者形成良好的牙科就诊习惯十分重要。

一、局部麻醉前的准备

1. 仔细询问患者全身疾病史、用药史、药物过敏史。对有心血管疾病者，慎用加有肾上腺素的药物。对有过敏史的患者，慎用普鲁卡因类药物。

2. 选择合适的麻醉方法，对有牙槽骨和黏膜急性炎症的牙齿，尽可能不选择局部浸润麻醉。

3. 对过度紧张的患者和有过度饮酒史的患者，可适当加大局部麻醉药的剂量（常用量的基础上增加 30%~50%）。

4. 下颌传导阻滞麻醉需要麻醉牙髓神经时，可适当加大剂量

（常用量的基础上增加 20% ~ 30%）。

5. 了解各类局部麻醉药的作用特点和药物特性，避免过量用药。

6. 可对进针部位黏膜先行表面麻醉，减少进针时的疼痛。

7. 物品准备：见图 3-1 和表 3-1。

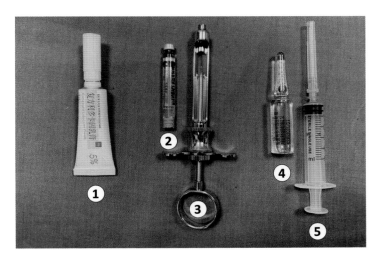

①表面麻醉膏；②4% 复方阿替卡因注射剂；③金属卡式注射器；
④2% 盐酸利多卡因注射剂；⑤一次性注射器。
图 3-1　局部麻醉主要用物准备

表 3-1　局部麻醉药物及相应器械选择

局部麻醉技术	局部麻醉药物	局部麻醉器械	注射针型号
表面麻醉	1% 利多卡因凝胶 1% 丁卡因凝胶	棉签蘸取	
局部浸润麻醉	4% 复方阿替卡因注射剂（1.7ml）	金属卡式注射器	30G
传导阻滞麻醉	2% 盐酸利多卡因注射剂（5ml）	一次性注射器 （5ml）	25G
牙周膜麻醉	4% 复方阿替卡因注射剂（1.7ml）	计算机控制无痛 局部麻醉仪	30G

8. 抽取麻醉药物：75％乙醇棉球消毒局部麻醉药栓和需要穿刺部位。①利多卡因：抽取局部麻醉药时，针尖斜面紧贴安瓿侧壁，将药液缓慢吸入注射器内，并排气。②卡式安瓿：安装卡式安瓿入金属注射器，充分暴露药物标签。安装时将尾部的金属钩嵌入活塞内，以利于回吸药液。③计算机控制无痛局部麻醉仪：插入药筒盒并逆时针旋转 1/4 周。

二、表面麻醉

【适应证】

1. 用于黏膜表浅麻醉。

2. 用于局部麻醉注射麻醉药前，对进针部位黏膜组织的麻醉。

3. 用于抑制患者的恶心反射。

【操作步骤】

1. 用于黏膜表面麻醉时，隔离唾液，将药物凝胶敷于欲麻醉部位，3～5 分钟后拭去药物，令患者漱口。

2. 用于抑制恶心反射时，将药物均匀喷于咽及舌后部黏膜表面，嘱患者不要吞咽，数分钟后将多余药液吐出。

三、局部浸润麻醉

【适应证】

1. 用于成人上颌单个牙和下颌单个前牙的牙龈组织、牙槽骨、牙周膜和牙髓的麻醉。

2. 用于儿童上下颌单个牙的牙龈组织、牙槽骨、牙周膜和牙髓的麻醉。

【操作步骤】

1. 麻醉牙髓组织时，药物注射部位尽可能在根尖位置。

2. 注射针的斜面与骨面平行进入组织。针头碰到骨面时回抽少许，避免进入骨膜下。注射麻醉药前回吸无血，然后缓慢注射药物。

【注意事项】

1. 注意回吸，以免误入血管。

2. 成年人、老年人以及牙髓和根尖手术时,用药量可略多一些。

四、髓腔内麻醉

【适应证】

适用于根管预备时牙髓麻醉不全的补充麻醉,也可单独用于麻醉牙髓组织。

【操作步骤】

1. 在露髓处先滴少许麻醉药,待表面麻醉后将注射针缓慢插入髓腔,边进入边注射麻醉药。

2. 若髓室顶已完全去除,可将麻醉药置于髓腔,用髓针将药液缓慢导入根管。

【注意事项】

髓腔内麻醉疼痛比较明显,因而首选其他麻醉方式。

五、牙周膜间隙麻醉

【适应证】

1. 适用于牙周组织的麻醉,以及根管治疗时牙髓麻醉不全的补充麻醉,也可单独用于麻醉牙髓组织。

2. 牙周炎症患牙慎用。

【操作步骤】

1. 进针点应位于牙周间隙,进入 2 ~ 3 mm 深,麻醉药量约为 0.1 ml。

2. 使用 STA 麻醉仪注射时,确认针尖进入牙周膜组织。

【注意事项】

1. 注射区域应为上皮附着水平以下。

2. 牙周间隙张力大,需稍用力注射。

3. 微量麻醉药即可有效。

4. 同时应尽量减少对牙周组织不必要的破坏。

六、鼻腭神经阻滞麻醉

【适应证】

适用范围为前腭部黏骨膜、上切牙腭部龈组织的麻醉。

【操作步骤】

1. 切牙乳头侧面进针，黏膜下注射少量麻醉药。

2. 改变进针方向，使其与中切牙长轴一致，进针约 5 mm 进入切牙管，缓慢注射 0.2 ~ 0.3 ml 麻醉药。

【注意事项】

注射麻醉药前必须回吸无血。

七、腭大（前）神经阻滞麻醉

【适应证】

适用于硬腭后 2/3 黏骨膜，包括前磨牙以后部分腭侧牙龈组织的麻醉。

【操作步骤】

1. 腭大孔位于软硬腭交界前方 0.5 cm、腭中缝连线外及中 1/3 交界处。

2. 自对侧进针，进针点在第二磨牙腭侧自龈缘至腭中缝连线外及中 1/3 交界处，注射 0.5 ml 麻醉药。

【注意事项】

注射麻醉药前必须回吸无血。

八、下牙槽神经阻滞麻醉

【适应证】

1. 适用于同侧下颌骨自磨牙后区至中线范围内，包括牙槽骨、牙髓和牙周膜的麻醉。

2. 也可同时对舌神经和颊神经进行麻醉。

【操作步骤】

1. 注射时，嘱患者大张口，注射器位于对侧两前磨牙之间，向下颌咬合平面上 1 cm 处进针。

2. 向翼下颌皱襞前外方，于颊脂垫尖端进针，推进 1 cm，注射 0.5 ml 药液（选做，可麻醉舌神经），继续推进 1.5~2.0 cm 可达骨面，回吸无血，注射药液（麻醉下牙槽神经）。5 分钟内，下唇和舌可出现麻木感。

3. 当解剖标志不清楚时，也可使针的方向与同侧后牙的咬合平面连线相同，沿此方向，在下颌升支内侧，达升支中 1/3 与外 1/3 交界处，注射药物。

【注意事项】

1. 注意儿童不同发育期下颌骨的发育程度，调整注射点。

2. 缓慢进针，边进针边注射药液，有助于减少疼痛，避免刺破血管和神经。

3. 注射麻醉药前必须回吸无血。

4. 麻醉牙髓神经时，应适当增加药量。

5. 术后告知麻醉持续时间，防止咬伤唇颊黏膜。

九、局部麻醉失败的原因

1. 注射点不正确。

2. 药量不足。对于敏感部位的处理，如牙髓摘除，应增加麻醉药注射量，约增加常规药量的 50%。

3. 局部炎症时采用浸润麻醉效果往往不佳，可改用神经阻滞麻醉。

4. 误将麻醉药注入血管。为防止此种情况发生，注射麻醉药前必须回吸无血。

5. 由于解剖变异或者患者体位的变化，没有掌握正确的解剖标志。

6. 嗜酒以及长期服用镇静剂、兴奋剂者，可出现麻醉不佳，往往需要加大药量。

十、局部麻醉可能出现的副作用

使用推荐药量的局部麻醉很少出现不良反应，但对偶尔出现的异常情况应给予重视。对轻微反应予以密切观察，一旦症状加重，必须及时请有关专家处理。

1. 过敏：使用前需询问药物过敏史。常规注射过程必须缓慢，注射中应密切观察患者的反应。

2. 虚脱、出汗、头晕、恶心可能与患者过度紧张或空腹有关。可令患者头低位仰卧数分钟，口服葡萄糖水，十几分钟后症状可缓解。

3. 血肿形成：多见于上牙槽后神经的麻醉。出现血肿一般不需要进行特殊处理，或可即刻冷敷。必要时可酌情给予止血药物和抗生素。一日后可酌情热敷，促进血肿吸收。

第三节 橡皮障隔离术

牙体治疗中保持术区干燥和牙髓治疗中避免术区再感染对于保证疗效是非常重要的。口腔中的唾液和软组织等在治疗过程中需要与术区隔离开，目前较为理想的是采用橡皮障隔离术。

【术前准备】

1. 物品准备，包括打孔器、橡皮障夹钳、橡皮障夹、橡皮障支架、橡皮布、牙线、橡皮楔子、牙龈封闭剂、剪刀、橡皮障定位打孔模板、水门汀充填器（图 3-2）。

（1）打孔器可通过旋转跕盘调节孔径大小，可以打出 0.5 mm、1.0 mm、1.5 mm、2.0 mm 和 2.5 mm 的 5 种不同直径的孔，适用于不同大小的牙。

（2）橡皮布由天然橡胶制成，有不同的大小、厚度和颜色。商品多预先裁成正方形包装成盒，边长为 150 mm 或 125 mm。厚度有 5 个规格：薄（0.15 mm）、中（0.20 mm）、厚（0.25 mm）、加厚（0.30 mm）和超厚（0.35 mm）。颜色可根据需要选择。

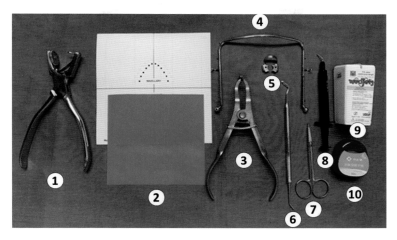

①打孔器；②橡皮布及橡皮障定位打孔模板；③橡皮障夹钳；④橡皮障支架；
⑤橡皮障夹；⑥水门汀充填器；⑦剪刀；⑧牙龈封闭剂；⑨橡皮楔子；⑩牙线。

图 3-2 橡皮障隔离术主要用物准备

（3）橡皮障夹钳由柄、喙和中央定位器组成。其喙部可以放入固定夹翼部的孔中撑开夹子，手柄中部有定位装置，可以将橡皮障夹保持在撑开的状态，以利握持和安装，并且方便在医生和助手间传递。

（4）橡皮障支架有 U 形和环形两种样式，周围有小钉突以固定橡皮布，外形有一定的弯曲度以与面部外形相适应。

（5）橡皮障夹按照适用的部位分为前牙夹、前磨牙夹和磨牙夹。按照有无翼结构可以将橡皮障夹分为有翼和无翼两类。有些橡皮障夹的喙部呈锯齿状，可以提供更好的固位。

选择橡皮障夹时，先根据牙位选择前牙夹、前磨牙夹或磨牙夹，然后根据安装方式选择有翼或无翼的橡皮障夹。根据剩余牙体组织的多少确定喙的形态。剩余牙体组织较少、颈部牙体有缺损的固位牙，可选择喙部有齿的橡皮障夹，以增加喙与牙齿的接触点，从而增加固位力。

橡皮障夹安放在牙齿上后，应使夹臂上的喙环抱于牙颈部，位于牙冠外形高点龈方，喙与牙齿至少有 4 点接触，保证固位稳定，防止橡皮障夹翘动和滑脱。弓一般置于隔离牙的远中，以免影响治疗操作。

2. 牙齿准备：结合治疗需要和患者口腔条件，选择固位牙的牙位和数目，使得术野隔离后可以达到视野清楚、固位可靠的目的。橡皮障安装前，需要对被隔离牙齿进行一些准备，有利于橡皮障在牙颈部的贴合，保证封闭质量。

（1）牙面清洁：使用前，尤其在进行牙体修复时，需洁治患牙，去除周围的软垢、结石和增生的牙龈，暴露牙体缺损龈阶根方有支持力的牙体组织，以形成良好的封闭。对牙的邻接面要用牙线检查和清洁，确保牙线能够通过，必要时用抛光带处理。

（2）去除有渗漏或锐尖的充填体，修整充填体悬突。

（3）制作假壁：对于缺损面积大的牙齿，需完成假壁的制作。

（4）必要的标记：牙体修复涉及咬合接触，要检查正中咬合时的关系，必要时做好标记。需治疗牙如果为牙冠完整的牙齿，为防止在安装过程中牙位隔离错误（如外形相似的同组邻牙），可以提前做好标记。

（5）局部麻醉：如需要进行局部麻醉，应在安装前完成。

【操作步骤】

操作步骤见视频"橡皮障隔离技术"。

视频　橡皮障隔离技术

1. 橡皮布打孔

（1）根据牙齿位置确定橡皮布打孔的位置：上下颌牙列位于橡皮布的中央偏上区域，垂直中线相当于牙列中线。牙列由中切牙自中线按牙位向外呈弧形牙弓形态排列。上颌牙约在橡皮布上缘以下2.5cm，由正中按牙位向下向外略呈弧形；下颌牙约在橡皮布下缘以上5cm（图3-3）。

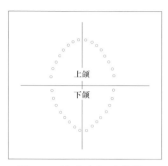

图 3-3 橡皮布打孔位置

打孔的位置根据牙齿在牙列中的位置确定。原则是橡皮障安装就位后，橡皮布能完全盖于口腔上方，不出现位置偏移。常规打孔时，为了方便起见，可以使用印章为模板在橡皮障上做出牙列标记，根据患牙的位置在相应部位打孔。操作熟练后，临床打孔可简便操作，将橡皮布想象为 4 个象限，在治疗牙的象限接近橡皮布几何中心的位置打孔即可。如果有多个牙需要隔离，孔间距应与牙间隙大小相一致，一般为 2~3 mm。

当遇到牙列不齐、有缺失牙或有多个象限的牙齿需同时隔离治疗等情况时，打孔位置及间距需进行个性化调整。可将橡皮布覆盖在患者牙列𬌗面，在相应牙齿的部位用笔进行标记。

（2）通常 1 号和 2 号孔径用于下前牙和上前牙，3 号孔径用于尖牙和前磨牙，4 号和 5 号孔径用于上磨牙和下磨牙。临床中可根据固位牙的大小、安装方法和橡皮布的弹性灵活选择不同孔径。

（3）如果有多颗牙需要隔离，要打相应数量的孔。打孔依据牙位、治疗的牙数以及牙体缺损的部位和范围决定。

牙髓治疗、窝沟封闭或单个牙𬌗面洞充填，一般只需要隔离患牙；后牙邻𬌗面洞的充填修复或牙髓治疗的初诊治疗，至少需要隔离患牙和相邻牙；前牙区或乳牙治疗，往往同时隔离多个牙。有时需要暴露同颌对侧牙以增强固位和扩宽视野；患牙缺损大、难以固位时，需要利用邻牙，因而需要隔离多牙。

2. 安装橡皮障：橡皮障安装的常用方法有 4 种，临床中可根据牙位、固位方式、治疗项目等选用不同的方法。

（1）翼法（wing technique）

1）选择有翼的橡皮障夹，在口腔外将橡皮障夹的翼套入橡皮布的孔，夹子其余部分均露在橡皮布上方。

2）用橡皮障夹钳撑开橡皮障夹，将套在橡皮布孔中的橡皮障夹固定到隔离牙颈部；用钝头器械（如水门汀充填器的扁铲端）将夹翼上的橡皮布翻转至翼下。

3）用牙线帮助橡皮布通过近中和远中邻面接触点。就位后，橡皮障夹卡抱于牙齿外形高点下方，弓朝向远中，橡皮布位于橡皮障夹翼的龈方，与牙颈部紧贴。

4）为口内操作时间最短的方法，临床最常用，也是口腔医师必须掌握的技术。

（2）橡皮布优先法（rubber first）

1）撑开橡皮布，按打孔部位将孔套入隔离牙齿并推向牙颈部。若有两个以上的牙和孔，可按一定顺序一一套入。邻面不易滑入时，用牙线帮助橡皮布通过邻面接触点。

2）用橡皮障夹钳将橡皮障夹固定到牙颈部，或用弹力绳楔入各牙邻间隙的邻接触点以下固定橡皮布。用橡皮障支架将橡皮布四边于口外固定，注意不要盖住患者鼻孔，以免影响呼吸。

3）当前牙需暴露多颗牙齿时应用此法较方便。操作中需要助手配合，注意避免橡皮障夹夹破橡皮布，不要伤及牙龈。

（3）弓法（bow technique）

1）将橡皮布的孔套在橡皮障夹的弓部，翻转橡皮布，露出橡皮障夹的夹臂，用橡皮障夹钳撑开夹子。

2）直视下将橡皮障夹固定在隔离牙的颈部。橡皮障夹应四点接触固定到牙颈部，弓部位于隔离牙远中或远离术区。

3）将弓部的橡皮布从橡皮障夹上翻过夹臂套至隔离牙的牙颈部。用橡皮障支架将橡皮布四边于口外固定，注意不要盖住患者鼻孔，以免影响呼吸。

4）此法可以直视下放置橡皮障夹，减少了对牙龈组织可能的损伤。可在无助手时操作。较容易发生橡皮布的撕裂，需打孔径最大的孔。

（4）橡皮障夹优先法（clamp first）

1）选择无翼橡皮障夹，将其固定在隔离牙上。橡皮障夹上应系有安全绳并保证安全绳位于口外，防止橡皮障夹崩脱导致的误吞、误吸。

2）将橡皮布上的孔依次套过橡皮障夹的弓部、牙齿和橡皮障夹的夹臂，使这些部分暴露在橡皮布上方。

3）橡皮障夹应四点接触固定到牙颈部，弓部位于隔离牙远中或远离术区。用橡皮障支架将橡皮布四边于口外固定，注意不要盖住患者鼻孔，以免影响呼吸。

4）此法优点是可在直视下放置橡皮障夹，减少损伤牙龈组织和错放牙位的风险。但因橡皮布需要通过患牙和整个橡皮障夹，橡皮布容易撕裂。故需用弹性好的橡皮布，孔径也需更大。

3. 检查和调整

（1）橡皮障安装完毕后，应能够遮盖整个口腔，上缘应不遮盖鼻孔，下缘达颏下部。橡皮布应平整，位置端正。

（2）支架可安放于橡皮布的背面，也可放于其表面。当隔离牙为前牙时，橡皮障支架安放于橡皮布的表面，可将橡皮布在橡皮障支架上折叠成可储水的形式，避免液体聚积过多时容易溢出。固位力较小时，橡皮障支架安放在橡皮布表面可适当减小橡皮布撑开产生的张力，使橡皮障不易脱位。

（3）用牙线帮助橡皮布通过邻面接触点。检查牙颈部与橡皮布边缘是否密合。必要时可以在隔离牙处注水进行闭水试验，检查布下方口腔中是否有从牙颈部漏出的水。对于有渗漏的部位，可在橡皮布孔缘牙面处用一些暂封材料如氧化锌类暂封剂、水门汀、牙周塞治剂、红膏、牙龈保护剂等封闭渗漏处，也有商品化的专用封闭材料。

（4）橡皮障安装后，患者需要保持张口接受治疗。为减轻患者张口的疲劳，可于非治疗侧后牙区放置咬合垫，支撑咬合。

（5）治疗过程中患者不能起身吐出口腔中的唾液，可在橡皮布下方患者口角部位放置吸引器吸唾。也可以在橡皮布上远离隔离牙的部位另外打孔，用于吸唾器从孔内直接伸入吸唾，而不必从橡皮布下方口角进入。

（6）若患者面部皮肤因接触橡皮布而产生不适或过敏，应在布与皮肤间垫纸巾或其他隔离用品。

4. 取下橡皮障

（1）如果仅隔离了单个牙齿，则可以先用橡皮障夹钳取下橡皮障夹，然后将橡皮障支架和橡皮布一并取下。

（2）如果隔离了多个牙齿，先取下橡皮障夹，在唇颊前庭部拉开橡皮布取下；或者剪开各牙间的橡皮布间隔，将布和支架一同取下。

（3）检查牙间隙是否遗留橡皮布碎屑。

【注意事项】

1. 橡皮障安装后有短时的压迫不适感，患者一般可以承受，可不必局部麻醉。如患者不能耐受或有可能触痛牙龈，应给予局部浸润麻醉缓解症状。

2. 如果患牙的治疗本身需要施行局部麻醉，则应在安装橡皮障之前先予以局部浸润麻醉。

3. 可用牙线在夹子弓部打结，另一端固定在支架上，以防橡皮障夹滑脱。

4. 对于烤瓷冠或全瓷冠牙，应将橡皮障夹喙部卡抱于冠边缘的龈方。戴有修复体的固位牙相应部位的橡皮布不打孔，橡皮障夹直接夹在橡皮布外。

5. 剩余牙体组织过少或牙冠固位力差的患牙，选用高固位力（如有齿的）橡皮障夹，或用树脂制作固位突或假壁，必要时还可行冠延长术，或将橡皮障夹固定于邻牙。

6. 固定桥的基牙、根横折患牙或多个前牙，可采用裂障技术（split-dam technique）。这种方法是将多个牙看作一个牙位，在橡皮布上打一串连续的孔，孔边缘相互通连，或在一段间隔距离两端各打一孔，剪开间隔，可同时暴露多个牙。

7. 对于橡皮布过敏者，可换用非橡胶类隔离用品。

8. 对于口呼吸习惯患者，可在术区以外区域制备口内外交通孔洞，使口腔内外有交通通道，从而缓解呼吸不畅的问题。

9. 对于全身情况较差的患者、老年患者或有精神疾患的患者，需随时观察其全身情况的变化和患者的反应，不必强求安装橡皮障。

10. 治疗操作前要核实牙位是否正确（特别是完整牙齿需要开髓操作时）。

11. 仅患牙牙冠被单独隔离时，术者在不了解牙长轴方向的情况下进行开髓操作易造成侧穿。此时需要在放置橡皮障之前开髓，到达髓腔后再放置橡皮障；或者在冠上事先标记出开髓方向，再安装橡皮障，然后根据标记方向进行操作。

第四节　牙科手术显微镜的使用

牙科手术显微镜已广泛应用于牙髓治疗各个环节。它可将视野区放大，减少治疗的不确定性，提高临床效率和疗效。牙科手术显微镜可应用于以下牙体牙髓疾病诊治场景：发现隐匿龋坏、隐裂，去除腐质及判断是否存在露髓孔，根管治疗过程中判定髓腔细微结构、钙化情况、根管分布情况等，髓腔初预备、根管充填、根管再治疗和并发症的处理，根尖手术的操作和观察等。

一、基本工作原理

牙科手术显微镜由光学放大系统、照明系统和图像采集保存系统构成。其基本工作原理为：由卤素灯、氙灯或 LED 灯发出的冷光源通过光纤到达物镜和被摄物体，观察的物体影像经物镜通过分光镜传送到目镜和助手镜或摄像系统，通过调节焦距和放大倍数看清观察物体、锁定镜头，即可进行检查和治疗。

二、使用和操作要点

1. 调节医师座椅和工作距离，获得合适的操作体位和操作空间。使用牙科手术显微镜时，医师取坐位，调节座椅高度使双脚稳定平放于地面，小腿垂直于地面，大腿与地面近乎平行或略倾斜。保持头部及上身正直，腰背部有座椅靠背支撑，眼睛高度与目镜镜筒平齐。双臂自然下垂，前臂及手腕与患者口腔等高。使用显微镜进行一般口腔诊疗操作时，医师坐于患者头部后方，多在时钟 12 点位。

2. 调节目镜瞳距和屈光度。调节目镜瞳距，使医师双眼同时观察时呈一个圆形视野。分别调节目镜屈光度，使双眼观察物体保持在同一焦平面，也称为齐焦。

3. 调节患者体位。治疗上颌牙时，上颌平面与地面接近垂直；治疗下颌牙时，下颌平面与地面成 45°角。需根据治疗牙位和张口度等具体情况进行调节。显微根尖手术时，需要根据手术部位调整患者头位和体位。

4. 调节显微镜角度。物镜基本与地面垂直（80°~95°角），位于观察物体的正上方。只有在根尖手术等特定操作中才需要调节物镜角度，以便直接观察到切除后的根尖截面。目镜基本与地面平行（165°~185°角）。特殊情况下可通过调整物镜获得合适的观察体位。

5. 设置放大倍数。首先在低倍数下定位视野，使操作部位居于视野中央。然后逐级放大视野至合适倍数，进行精细调焦。放大倍数越高，焦点深度就越浅，应根据临床实际需要选择合适的放大倍数。中倍数（8~16 倍）适用于多数临床治疗，高倍数（16~30 倍）用于观察细微结构。

6. 显微根管治疗时口镜应配套使用表面镜，即镜面镀层位于玻璃镜的前面，可避免观察时的重影。调整口镜角度，通过反射取得最佳视角。口镜在口腔中放置的位置要保证为器械操作提供充足的空间，且不影响术者的观察视线。观察上颌牙时，上颌牙平面垂直于地面，口镜位于观察牙位的前下方，镜面朝向观察牙，与上颌观察牙平面成 45° 角；观察下颌牙时，下颌牙平面与地面成 45° 角，口镜位于观察牙位的远中，镜面朝向口唇，与地面成约 120° 角。

使用口镜反射后，在目镜中观察到的上颌牙镜像近中、远中、颊侧、舌侧与真实方位一致；下颌牙镜像的颊侧和舌侧与真实方向也一致，而近中、远中却与真实方向相反。操作中要特别注意这一现象，多练习手、眼、脑的协调和转换。

7. 进行牙体修复操作时，注意调低光强，或调至专用挡位，避免材料塑形未完成时发生固化。

三、四手操作基本原则和要点

1. 医生与护士区域：医生活动范围为 10 点到 12 点位，护士位于 2 点到 4 点位，通常位于 3 点位。

2. 医生与护士传递器械和材料的区域通常在 4 点到 8 点位，避开患者面部。移动治疗车可放置在 0 点到 2 点位静态区域。

3. 医护器械传递：医护可使用握笔式和平行式传递方法进行器械传递，在显微镜下操作时多采用平行式传递法。

4. 护士右手使用吸引器及时吸走液体，左手使用三用枪冲洗和吹干镜面及牙面，保持操作术野清晰。

四、注意事项

1. 显微镜的悬臂关节旋钮可能在推拉使用中被旋松，应该在使用前和使用后固定。

2. 在显微镜移动的过程中应用手扶住物镜边的把手，避免碰撞。

3. 显微镜使用后，及时用目镜罩保护镜面，避免刮擦，然后再遮盖防尘罩。

4. 在打开或关闭显微镜照明系统前，应将光强调至最暗，避免损坏灯泡。

5. 显微镜物镜和目镜镜面清洁时，应使用专用的镜头纸加 95% 乙醇擦拭。

第五节　院感控制措施

一、交叉感染的预防与控制原则

1. 进入患者口腔内的所有复用诊疗器械，必须达到"一人一用一消毒或灭菌"的要求。

2. 根据物品污染后导致感染的风险高低，选择相应的消毒或灭菌方法。

（1）高度危险性物品如根管治疗的各类锉针，应达到灭菌的水平。

（2）中度危险性物品如橡皮障夹钳，应达到灭菌或高水平消毒。

（3）低度危险性物品如橡皮障支架，应达到中、低水平的消毒。

3. 医务人员进行口腔诊疗操作时，须戴口罩、帽子、手套、防护眼罩或面罩。

4. 直接接触患者前后，以及在诊疗过程中发生手套破损或疑有破损时，均应采用七步洗手法清洁双手（见本章附录"七步洗手法"），洗手时搓手时间不少于 15 秒。

5. 接诊中发现传染病患者、病原携带者和疑似传染病患者时，根据病原体可能的传播途径，采取相应的隔离措施；医护人员按照传染病防治管理制度进行处置和上报。

6. 医疗废物处置要求

（1）医疗废物按规定做相应处置后，将其分别置于不同的专用容器内，切勿混放。

（2）医疗废物在产生 48 小时内交予集中收集人员。

（3）医疗废物的投放量不超过包装物或者容器的 3/4。

（4）盛装医疗废物的垃圾桶使用后及时关闭。

（5）利器盒使用前须标注日期和时间。

（6）隔离的传染病患者或者疑似传染病患者产生的医疗废物应当使用双层包装物，并及时密封。

（7）医疗废物放入包装物或容器内后不得取出。

7. 医务人员如不慎发生职业暴露伤，须按照职业暴露伤管理制度要求执行。

8. 诊疗结束做好诊间消毒后，才能引导下一位患者就座于牙椅上。

9. 诊疗过程中医护人员不得戴着污染的手套触摸无菌和清洁的物体。

二、牙体牙髓科治疗流程中的交叉感染防控措施

1. 患者就座于牙椅后，嘱患者用漱口水或清水漱口。

2. 护士在治疗开始前通过观察、倾听、询问及阅读复诊患者病历等方式了解本次治疗方案，尽量一次性将治疗所需的物品准备齐全。

3. 如果治疗过程中需要再次拿取抽屉内的物品，须摘掉手套或者用避污纸隔离。

4. 操作前医护人员戴好口罩、帽子、防护镜或防护面罩，佩戴口罩时注意须完全罩住鼻、口及下巴，鼻夹部位紧贴面部。医护人员除做好自身的防护外，也要为患者佩戴防护镜。

5. 尽量使用橡皮障和强吸装置，传递锉针时使用清洁台，牙科手机在使用间歇时钻针方向朝下放置于机座上，使用完毕后及时卸下钻针。

6. 治疗结束后，强吸、弱吸各吸一杯清水冲洗管路，高速手机带针空踩 30 秒，然后按照口腔器械处理操作流程进行处置。摘手套，采用七步洗手法清洁双手。

7. 戴手套用清洁消毒纸巾对污染的物体表面进行消毒，包括依次擦拭灯把手、控制面板、三用枪和吸唾器等手持部位及尾管 1/3 处、牙椅、痰盂。消毒原则为：由轻度污染区到重度污染区，由上到下。

8. 摘手套，采用七步洗手法清洁双手，裸手准备下一患者的治疗用物。

9. 戴手套，开始诊疗操作。

三、职业暴露伤的防护措施及处理流程

1. 复用器械使用后，严格执行口腔器械处理操作规范，达到彻底消毒和灭菌。

2. 医务人员进行有可能接触患者血液、体液的诊疗和护理操作时必须戴手套，操作完毕时，应脱去手套立即洗手或快速手消毒。

3. 医务人员手部皮肤发生破损，在进行有可能接触患者血液、体液的诊疗和护理操作时须戴双层手套。

4. 在诊疗、护理操作过程中，医务人员应当戴具有防渗透性能的口罩、防护眼镜或防护面罩以及穿隔离衣。

5. 将一次性器械盘内的物品有序摆放，将所有锉针置于清洁台上，钻针分隔放置，切忌杂乱无章，避免拿取器械时被扎伤。如果治疗所需物品较多或锐利器械过长，应选用大号器械盘。

6. 禁止用手直接接触使用后的针头、刀片等锐器，如特殊情况下需套针帽，应采用单手套针帽的方法。预弯根管冲洗器针头时，同样用单手套上针帽后，再利用针帽预弯。

7. 医务人员在进行侵袭性诊疗、护理操作过程中，要注意力集中，谨慎小心，并保证充足的光线。

8. 职业暴露伤的处理流程

（1）发生职业暴露伤后，医务人员应按照院感流程立即处理暴露部位。

（2）职业暴露伤上报时限为 24 小时内。

（3）医院感染管理科给予伤口评估、应急处置指导及暴露后医学观察。

（4）如果明确暴露源为乙肝病毒携带者，指导其 24 小时内到指定医院进行乙肝免疫球蛋白紧急预防注射。

（5）如果明确暴露源为人类免疫缺陷病毒（HIV）感染者，事故发生后立即留取血样，联系传染病专科医院进行详细检测和相关预防治疗，尽可能在 2 小时内进行预防性用药。

【附：七步洗手法】

七步洗手法指的是洗手掌、洗手背侧指缝、洗手掌侧指缝、洗指背、洗拇指、洗指尖、洗手腕和手臂。洗手每一步揉搓时间均应大于 15 秒。

第一步（内）　洗手掌：用流动水润湿双手，涂抹洗手液（或肥皂），掌心相对，手指并拢相互揉搓。

第二步（外）　洗手背侧指缝：手心对手背沿指缝相互揉搓，双手交换进行。

第三步（夹）　洗手掌侧指缝：掌心相对，双手交叉沿指缝相互揉搓。

第四步（弓）　洗指背：弯曲各手指关节，半握拳把指背放在另一手掌心旋转揉搓，双手交换进行。

第五步（大）　洗拇指：一手握另一手拇指旋转揉搓，双手交换进行。

第六步（立）　洗指尖：弯曲各手指关节，把指尖合拢在另一手掌心旋转揉搓，双手交换进行。

第七步（腕）　洗手腕和手臂：揉搓手腕、手臂，双手交换进行。

第四章
牙体疾病治疗技术

第一节　局部用氟

　　氟化物是经过科学研究和临床实践证明了的、最有效的预防龋齿的制剂。其抑龋作用主要是通过局部加强牙齿结构、抑制脱矿过程和增强再矿化实现的。利用氟化物防龋有三个途径：一是通过社区、学校、幼儿园氟化饮水或结合健康教育的有组织的漱口项目；二是通过家庭或个人自用含氟化物的口腔保健用品，如含氟牙膏、含氟漱口水等；三是由口腔专业人员在医疗机构使用氟化物，包括氟化物对釉质龋的早期治疗和氟化氨银促进牙本质龋损静止两类。常用的氟化物有 75% 氟化钠甘油糊剂、8% 氟化亚锡溶液、单氟磷酸钠溶液及含氟凝胶、含氟涂料（如 Duraphat）等。常用氟化氨银浓度为 38%。

　　对于已经发生龋的患者，尤其是多发者，要创造条件，常规在门诊就诊时使用氟化物。由专业人员使用的氟化物制剂含氟浓度高，需要一定的防护措施，防止患者误吞、误咽。

【适应证】

1. 早期釉质龋——轻度白垩斑。
2. 龋多发患者。
3. 急性龋患者。
4. 口干症患者，包括头颈部放疗患者的龋病控制。
5. 局部义齿和正畸装置佩戴者。
6. 牙齿敏感症。

【操作步骤及要点】

1. 氟涂料：使用前清洁和干燥牙面，按说明书要求使用。一般每半年或一年使用一次，龋易感患者可以每年使用 4 次。

2. 氟凝胶：清洁牙面、隔离唾液，用托盘或直接在牙面涂布，可以每季度或每半年使用一次。

【注意事项】

1. 避免吞咽含氟材料。

2. 根据龋风险评估结果调整使用频率。

第二节　脱敏治疗

牙本质暴露是产生牙本质敏感症状的基础。牙本质敏感症可以是许多牙体硬组织疾病的共有症状，治疗前应首先确定并消除发病的危险因素，排除牙齿有实质缺损的龋病、磨损或楔状缺损等问题。降低或消除牙本质敏感的方法主要有两种，即降低局部神经敏感性和（或）封闭暴露的牙本质小管，隔绝刺激的传导。对于反复脱敏无效而过敏症状严重的患牙，也可以采取有创治疗，如膜龈手术、复合树脂粘接修复术、牙髓及根管治疗等。

一、脱敏治疗适应证及注意事项

【适应证】

1. 由磨损、楔状缺损等牙体损伤引起的𬌗面或牙颈部的牙齿敏感症。

2. 牙龈萎缩或牙周治疗后暴露的牙颈部或支托窝处的牙齿敏感症。

【注意事项】

1. 患牙𬌗面脱敏治疗的同时，注意检查对颌牙尖或嵴并予以调磨。

2. 对牙颈部有过敏区的患者，嘱其使用正确的刷牙方法。

3. 可配合家庭脱敏治疗：含氟牙膏刷牙，含钾盐牙膏局部涂擦。

4. 脱敏无明显疗效且患者症状严重者，可考虑牙髓治疗。

二、氟化物脱敏

【操作步骤及要点】

1. 隔湿并清洁和吹干敏感区。

2. 可用小棉球蘸 75% 氟化钠甘油糊剂，涂擦 3 分钟。开始患牙区敏感，随后疼痛明显减轻。

3. 可用多乐氟（Duraphat），含 5% 氟化钠。将药液涂于牙面保持一定时间，使其在牙面形成一层薄膜，药液遇唾液凝固，呈淡黄色。

4. 可涂布 0.76% 单氟磷酸钠凝胶（pH=6.0），可配合使用托盘持续给药，增强脱敏效果。

5. 该法适用于牙颈部或根面的敏感区。

三、双组分药剂

【操作步骤及要点】

1. 隔湿并清洁和吹干牙面。

2. 按顺序使用药液。例如极固宁，1 液是两种可溶性钾盐，先使用 1 液产生初期脱敏作用。2 液含有钙盐、锶盐，使用 2 液深度封闭原来呈暴露状态的牙本质小管。

3. 使用时避免药液相互污染，减少有效成分。

四、专用树脂类脱敏剂

【操作步骤及要点】

1. 隔湿并清洁和吹干牙面。

2. 涂布脱敏剂。

3. 根据脱敏剂类型，进行光固化或使其化学固化，严格参照操作说明。

五、激光脱敏

【操作步骤及要点】

1. 隔湿并清洁和吹干牙面。

2. 脱敏效果与激光器参数设置以及作用时间和使用方式密切相关。如使用 Nd:YAP 激光，调节至硬组织作用模式。

3. 激光脱敏适用于多个牙咬合面和牙颈部的点状过敏区。

4. 注意佩戴特殊护目镜，勿直视激光，加强防护。

第三节　个别牙调𬌗

咀嚼功能是口颌系统的主要功能。咀嚼过程对牙齿形成压应力、拉应力和切应力等多种方式的力。牙体组织的弹性和牙周组织的适应性使牙颌系统可以承受大部分的生理性功能。然而病理性异常受力可以导致口颌系统疼痛和功能紊乱，牙齿磨损和移位，牙齿冠根折和充填修复体折裂，甚至导致牙根吸收和牙髓的炎症、坏死。

【适应证】

1. 因𬌗不协调导致的牙齿咬合病，如创伤性根周膜炎、楔状缺损、牙髓病和根尖周病伴𬌗创伤、牙隐裂、创伤性根横折、牙根纵裂等。

2. 个别牙齿的食物嵌塞（无龋和牙周炎者）。

3. 牙髓治疗后的失髓牙调磨。

4. 磨损不均的异常牙齿外形预防性磨改。

【操作步骤及要点】

1. 检查确定𬌗干扰部位

（1）测定患牙的功能动度。查明患牙在正中𬌗、前伸𬌗和（或）侧方𬌗是否有异常动度。

（2）检查患牙是否有高陡牙尖、小凹面和异常磨耗小平面。

（3）个别前牙的𬌗干扰检查：将示指横放在 2~3 个牙唇面，令患者分别做正中、前伸和侧方𬌗运动，用示指扪诊感觉𬌗干扰发生的牙位和𬌗位，然后用单层咬合纸记录该𬌗位的早接触区。

（4）个别后牙𬌗干扰检查：用 2～3 层 1/2～1 牙尖宽（约 3～5 mm）的咬合纸分别放在牙齿牙尖的近中或远中斜面，令患者咬合，查明咬合痛的部位；然后再用一端单层、一端折 3 层的半个牙尖宽的咬合纸，分别放在牙尖的舌或颊斜面，令患者分别做正中𬌗、前伸𬌗、侧方𬌗工作侧和侧方𬌗非工作侧的运动，明确𬌗干扰的牙尖。

（5）个别后牙非工作侧𬌗干扰检查：将系成圆圈的牙线围绕在下颌后牙的颊舌侧和最远中牙齿的远中，嘱患者下颌向对侧做侧方运动。在侧方运动的过程中，在不同部位嘱患者停止，向颊侧牵拉牙线，检查牙线是否可以拉出，观察阻碍牙线通过的上下颌接触点，此点即为侧方𬌗非工作侧𬌗干扰点。

2. 磨改牙尖或牙面的原则

（1）正中𬌗和非正中𬌗均有𬌗干扰时，调磨早接触的牙尖。

（2）正中𬌗有干扰、非正中𬌗关系正常时，磨改牙窝的早接触区。

（3）正中𬌗关系正常、非正中𬌗有干扰时，磨改牙窝斜面上的早接触区。

3. 磨改方法

（1）选用点磨法，调磨少量应该磨除的早接触区。然后让患者做咬合运动，原有咬合不适或疼痛明显减轻或消失即可。

（2）对于食物嵌塞患牙的充填式牙尖，磨低牙尖高度，磨改成圆钝形牙尖；两邻牙边缘嵴高低不齐时，磨低高边缘嵴，磨改外形，使之与邻牙协调；溢出沟或外展隙消失时，加深已消失或变浅的𬌗面、靠近邻面的窝沟，使沟呈八字形，沟底窄口宽，修出应有的外展隙。还要注意调磨相邻两患牙𬌗面上造成咬抬时两牙分离力量的过陡牙尖和（或）深凹。

（3）对于失髓牙的高陡牙尖，尤其是上磨牙颊尖和下磨牙舌尖，应将其磨低，并磨改为圆钝形。

（4）对于中、老年患者牙齿磨损不均造成的过陡牙尖和过分锐利的边缘，应磨改圆钝。

【注意事项】

1. 对创伤性𬌗的判断应该在根尖周没有急性炎症和牙周组织的炎症被控制后进行，因为有炎症时牙齿可伸长或移位。

2. 必须查明𬌗干扰点才能调磨。

3. 对于没有咬合创伤症状和体征的早接触或𬌗干扰情况，一般不建议做预防性调𬌗。

4. 每次只能少量调磨，调磨时发生牙齿敏感症应立即行脱敏处理。

5. 调磨后须用橡皮轮抛光，以免刺激软组织。

6. 调𬌗后应复查，检查和调磨新出现的𬌗干扰点。

7. 调𬌗治疗时，应同时注意发现和处理全口𬌗力负担不均的问题，如治疗其余患牙、拔除不可治患牙和修复缺失牙。

8. 对于成组或全口牙齿的𬌗干扰，应该与修复科和牙周科共同会诊讨论。

第四节　牙漂白术

牙漂白治疗作为改善牙齿颜色的方法已经有一百多年的历史。19世纪80年代，临床将过氧化氢用于活髓牙外漂白治疗，并沿用至今；进入20世纪，高强度光源开始用于辅助化学漂白过程，通过升高过氧化氢的温度来加速漂白的过程。近二十年来，各种漂白物质和催化装置也在不断改进，同时出现了在临床医师指导下的家庭漂白技术。临床常用漂白剂的有效成分一般为氧化剂，如不同浓度的过氧化氢（H_2O_2）、过氧化脲和过硼酸钠。

一、冠内漂白

冠内漂白法是无髓牙漂白技术常用的方法，使用的脱色剂浓度较高，治疗须在诊室内由口腔医生操作完成。通常有热催化法和渐进漂白法两种技术。热催化法的优点是疗效好、疗程短，缺点是易引起牙根的外吸收，目前临床已少用。渐进漂白法每次就诊时间短，且较安全，但疗程相对较长，是目前临床常用技术。

【适应证】

失髓的变色前牙，患牙已行完善根管充填。

【用物准备】

1. 常规用物：口腔检查盘（含口镜、探针、镊子）、牙科手机、防护用物、三用枪头、吸唾管、口杯。

2. 橡皮障隔湿用物：打孔器、橡皮障夹钳、橡皮障夹、橡皮障支架、橡皮布、牙线、橡皮楔子、牙龈封闭剂、剪刀、橡皮障定位打孔模板。

3. 漂白剂：商品化漂白剂或 30% H_2O_2、过硼酸钠、10% 过氧化脲。

4. 垫底材料：玻璃离子水门汀。

【操作步骤及要点】

1. 完善根管治疗，拍摄 X 线片确认。

2. 术前比色。

3. 髓腔清理：安装橡皮障，清除髓腔内根充物、树脂材料及暂封材料等所有内容物。

4. 去除牙颈部根管口部分根充物，用玻璃离子水门汀垫底至少 2mm，阻止脱色剂向根方渗透。牙周探针测量确定垫底材料冠方高度位于牙龈的附着上皮水平。

5. 除去髓腔内的玷污层：髓腔内涂布 35% 磷酸 30 秒，彻底冲洗，吹干髓腔。

6. 置入脱色剂，应根据脱色剂性状小心使用。使用脱色凝胶时，将脱色凝胶直接放入髓腔与唇侧壁接触，可用小棉片保持凝胶不移位。当使用 30% 过氧化氢时，用小干棉片蘸至不饱和状态，放入髓腔并与唇侧壁贴合，再用镊子夹取 30% 过氧化氢放入髓腔，使棉片成过饱和状态。

7. 髓腔封闭：用黏性较强的封闭剂封闭，避免脱色剂泄漏。

8. 复诊：根据所用的脱色剂，确定复诊的间隔时间。每次复诊时均应记录牙齿色彩，复诊次数依色彩的变化而定，一般需 3～6 次，每次间隔 3～7 天。若经多次复诊后牙色未达到预定目标，且颜色变化已不明显，应终止漂白治疗。

9. 完成：漂白治疗终止后两周，用合适的牙色复合树脂充填髓腔。

【术中护理配合】

术中护理配合见表 4-1。

表 4-1　冠内漂白的术中护理配合

医生操作	护理操作
牙龈保护	协助医生安装橡皮障隔离系统
髓腔清理	备好各型号球钻，安装于慢速手机上
去除部分根充物，玻璃离子水门汀垫底	根据窝洞大小调制适量玻璃离子水门汀，递予医生
置入漂白剂	根据漂白剂种类，护理配合如下： ·将商品化漂白剂直接递予医生使用 ·或者将 30% 过氧化氢与过硼酸钠粉调成糊剂，置于纸板上备用 ·或者将 10% 过氧化脲少量置于双碟中
髓腔封闭	根据窝洞大小准备玻璃离子水门汀于充填器上，传递给医生
拆除橡皮障	协助医生拆卸橡皮障

【注意事项】

1. 处置前用比色板或比色仪记录患牙颜色，并向患者说明疗次和疗效的不确定性。

2. 确保髓腔牙本质充分暴露，注意揭净髓室顶，避免残余牙髓。

3. 正确放置垫底材料。由于牙颈部牙本质小管呈 S 形，垫底物冠方高度如果明显高于牙龈的附着上皮水平，将影响牙冠颈部脱色效果。垫底物冠方高度如果低于牙龈的附着上皮水平，则可能颈部药物渗漏导致吸收。

4. 严密暂封，防止 30% 过氧化氢灼伤软组织。

5. 牙冠破坏过多、颈部冠壁过薄的患牙不宜使用。

6. 健康宣教：告知患者漂白术后注意事项，按照预约时间复诊；如有敏感或疼痛，随时复诊。

二、冠外漂白（诊室漂白）

诊室漂白技术采用的脱色剂浓度要高于家庭漂白技术，特点是见效快，但有可能灼伤口腔软组织，且长期疗效可能略逊于家庭漂白技术。

【适应证】

1. 牙齿的增龄变色或者外源性变色。

2. 牙齿表面无缺损、轻度着色的四环素牙或氟牙症。

3. 中、重度变色牙进行树脂或瓷贴面之前的预治疗（减轻变色程度）。

【用物准备】

主要用物准备见图 4-1。

1. 常规用物：口腔检查盘（含口镜、探针、镊子）、牙科手机、防护用物、三用枪头、吸引器管、口杯。

2. 照相用物：相机、拉钩、反光板、开口器。

3. 抛光用物：抛光杯、抛光砂。

4. 冷光漂白用物：冷光漂白套装（诊室装）、冷光漂白仪、VITA 漂白专用比色板。

【操作步骤及要点】

1. 完成基础治疗，如治疗牙体及牙周疾病。

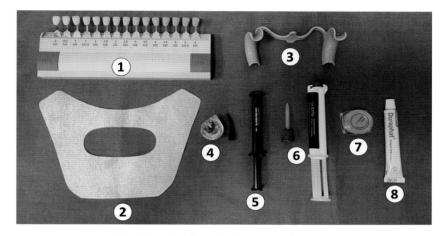

①比色板；②防护面巾；③开口器；④抛光砂；
⑤牙龈封闭剂；⑥冷光漂白剂；⑦护唇油；⑧氟保护剂。
图 4-1 牙齿冷光漂白的主要用物准备

2. 术前比色。

3. 使用开口器撑开口角，保护口腔黏膜，口角涂布凡士林。

4. 保护牙周软组织：在牙周、唇、颊软组织上涂布保护性软膏，使用与牙颈部贴合性很好的橡皮障或树脂牙龈保护剂隔离患牙。

5. 清洁牙面：用橡皮杯蘸适量浮石粉和水清除牙面菌斑，避免使用含有甘油或氟的清洁剂。

6. 漂白：将漂白凝胶均匀涂至待漂白牙齿唇颊面。根据所采用漂白剂种类按照说明操作，必要时采用相应光源或其他激发源照射。

7. 冲洗：采用强吸去除漂白剂，也可用棉球等除去牙面漂白剂。用温水冲洗牙面，勿用冷水降温，避免温差过大引起不适。

8. 干燥牙面，用中性氟化钠糊剂涂布牙面 5～10 分钟。

9. 嘱患者复诊间歇期使用含氟牙膏刷牙或用再矿化液含漱，近两周内避免接触咖啡、茶等深色饮食。

【术中护理配合】

术中护理配合见表 4-2。

表 4-2 牙齿冷光漂白的术中护理配合

医生操作	护理操作
清洁、抛光牙面	• 在牙科手机上安装抛光杯，护士用三用枪和吸唾管及时冲洗抛光牙面，吸除唾液，保持术野清晰
术前比色、照相	• 护士使用双侧拉钩牵拉患者口腔软组织，注意动作要轻柔，同时准备好比色板，协助医生拍照，留取术前资料
放置开口器	• 传递漂白专用开口器并协助医生放置，嘱患者放松，轻咬开口器
隔湿	• 放置吸引器管
牙龈保护	• 安装牙龈保护剂的注射头，传递给医生，协助医生涂布；传递带保护套的光敏灯进行固化；传递探针，检查牙龈保护剂的固化效果
冷光漂白	• 帮助患者佩戴护目镜 • 安装漂白凝胶的混合头，传递给医生，协助涂布。根据产品的使用说明调整机器光照时间照射 • 用强吸吸除牙面凝胶，避免接触口唇。吸取凝胶完毕后应再吸取清水，以清洁吸引器管表面及管道内部 • 涂布漂白凝胶和光照过程根据医嘱可重复 3 次
术后比色、照相	• 护士使用双侧拉钩牵拉患者的口腔软组织，准备比色板，协助医生拍照，留取术后资料

扩展阅读 冷光漂白仪的使用

【注意事项】

1. 若牙齿出现过敏症状，应酌情去除该患牙表面漂白剂或缩短应用时间。

2. 矿化程度低或着色深者疗效差，应注意选择适应证并首先向患者说明。

3. 着色深或伴随釉质发育不全的四环素牙应选用贴面或全冠方法改善牙色。

4. 告知患者漂白术后注意事项，强调不宜接触的饮食，以免牙齿着色。如有疼痛及敏感，可遵医嘱服用止痛药物。

三、冠外漂白（家庭漂白）

家庭漂白因由患者自行在家操作，医师在术前应对患者进行充分告知和指导，让患者了解治疗程序、方法、可能出现的问题及在出现问题后应采取的合适措施等，与患者保持联系，及时回应患者反馈的问题，减少并发症的发生。

【适应证】

1. 牙齿的增龄变色或者外源性变色。

2. 牙齿表面无缺损、轻度着色的四环素牙或氟牙症。

3. 中、重度变色牙进行树脂或瓷贴面之前的预治疗（减轻变色程度）。

【用物准备】

1. 常规用物：口腔检查盘（含口镜、探针、镊子）、牙科手机、防护用物、三用枪头、吸唾管、口杯。

2. 照相用物：相机、拉钩、反光板、开口器。

3. 抛光用物：抛光杯、抛光砂。

4. 藻酸盐印模材料，各种型号托盘、调刀、调碗、白石膏粉。

5. 压模机、打磨机、剪刀。

6. 冷光漂白用物：冷光漂白套装（家庭装）、VITA 漂白专用比色板。

【操作步骤及要点】

1. 制作个性化牙套：取印模，灌制模型，在拟漂白的模型牙齿的唇颊侧放置缓冲剂，制作脱色剂储药池，在模型上制作精确牙套。

2. 修整并试戴牙套，使牙套边缘覆盖牙龈缘 1 mm 以上，边缘打磨光滑，避免对口腔软组织造成刺激。

3. 教授患者如何摘戴、如何放置脱色剂。常用脱色剂为 3% 过氧化氢或 10% 过氧化脲。

4. 医嘱：脱色剂用量适当，勿溢出牙齿范围，如有溢出应及时去除，防吞咽；每次戴用时间至少持续 4 小时（宜夜间应用），每天 2 次效果更好；出现牙齿过敏、牙龈炎症时，停戴 1~2 天，并与医生联系。漂白期间建议使用含氟牙膏刷牙。

【术中护理配合】

术中护理配合见表 4-3。

表 4-3　牙齿冠外漂白（家庭漂白）的术中护理配合

医生操作	护理操作
清洁、抛光牙面	在牙科手机上安装抛光杯，护士用三用枪和吸唾管及时冲洗抛光牙面，吸除唾液，保持术野清晰
术前比色、照相	护士使用双侧拉钩牵拉患者口腔软组织，注意动作要轻柔，同时准备好比色板，协助医生拍照，留取术前资料
取印模	按比例调拌印模材料，分别放置于上、下颌托盘上，传递给医生
灌制模型	将取好的上、下颌阴模分别填满白石膏，注意边灌边振动，减少气泡的产生
压模	打开压模机，将塑料模板放在灌好的阳模上，制作个性化牙套
修整并试戴牙套	将剪刀递予医生，医生修剪牙套，使牙套边缘覆盖牙龈缘 1 mm 以上
打磨	要求打磨光滑
教患者摘戴牙套、放置脱色剂	协助医生教会患者如何摘戴牙套、如何放置脱色剂等注意事项
术后比色、照相	护士使用双侧拉钩牵拉患者的口腔软组织，准备比色板，协助医生拍照，留取术后资料

【注意事项】

1. 疗效个体差异大，治疗一般需 1~6 个月。

2. 脱色剂用量应适当，勿溢出牙套范围。如溢出应及时去除，以防吞咽。每次佩戴时间至少 4 小时（夜间更适合），每天 2 次。

3. 每次用毕及时用清水冲洗干净，于干燥、阴凉处保存。

4. 告知患者漂白术后注意事项，强调不宜接触的饮食，以免牙齿着色。如有疼痛及敏感，可遵医嘱服用止痛药物。

5. 每 2 周复诊一次，了解患者操作是否正确，检查牙色改变状况、牙龈有无炎症、牙套有无缺陷等，发现问题后及时解决。

四、微研磨技术

氟牙症患者的着色通常发生在釉质表层，对于没有实质性缺损的氟斑牙，通常上述冠外漂白治疗为主要方法，也可在此基础上再配合釉质表面微量调磨，去除部分深染着色，以获得更好的脱色效果。釉质表面微量调磨后，使其形成没有釉柱且为无定形状态的表层结构，表现为平滑且有光泽的釉质。

【适应证】

釉质表面有光泽且无缺损的着色氟斑牙。

【操作步骤及要点】

1. 橡皮障隔湿，清洁并吹干牙面。

2. 将微研磨膏放置在牙面着色处，将研磨头安装在低速马达上，选择中速，适当加压使用，研磨 60 秒后冲洗干净。可重复 3~5 次。

3. 对于着色深的患牙，可配合使用祛氟剂，建议使用 1~2 次，轻力涂擦。使用后冲洗干净。

4. 治疗结束后充分漱口，嘱复诊间歇期使用含氟牙膏刷牙或用再矿化液含漱。

【注意事项】

1. 治疗前向患者说明治疗后可能出现冷热激惹痛症状，数日后可自行消退。

2. 对于釉质表面无光泽（矿化程度低）或着色深的患牙，治疗前应向患者说明脱色疗效差。

3. 可配合进行诊室漂白和家庭漂白，加强脱色效果。

第五节 玻璃离子水门汀充填术

玻璃离子水门汀充填术属于直接粘接修复术。玻璃离子水门汀类充填修复材料主要通过酸碱反应固化。其优点是能够和牙齿组织发生化学粘接并释放氟，但机械性能和美观性能较复合树脂差，需要掌握其在临床中的使用范围。

【适应证】

1. 龋易感者的龋损。

2. Ⅴ类洞和小面积Ⅲ类洞充填修复。

3. 高强度玻璃离子水门汀可用于𬌗面窝洞的充填修复。

4. 和复合树脂联合使用充填修复牙体缺损。

5. 作为暂时性充填材料封闭窝洞。

玻璃离子水门汀的机械强度还不能满足后牙长期行使咀嚼功能的要求，不适合作为永久材料修复恒牙列的𬌗面缺损，尤其是咬合承力区的缺损。

【操作步骤及要点】

1. 去除龋坏组织，清洁和干燥窝洞。牙体预备的基本原则与复合树脂相同。因材料与牙体组织有化学粘接性，固位形的要求可以放宽，一般只需去净腐质、去除无基釉质即可。对于非龋性缺损，可用橡皮杯蘸细浮石粉糊剂打磨清洁缺损处及邻近部位，或用球钻磨除缺损处薄层表面。因材料本身脆性较大、强度较低，不主张制备洞缘斜面。对于缺损较大的窝洞，可制作倒凹等固位形以辅助固位。

2. 调拌材料，充填，修整外形。充填修复时，近髓洞（洞底剩余牙本质厚度不足 0.5 mm）用氢氧化钙护髓，一般无须垫底。将调制好的材料即刻用充填器一次性填入缺损处，在 2 分钟内完成外形修整。充填体的外形修整在材料凝固后应立即停止，否则会影响玻璃离子水门汀在固化初期与牙本质的粘接性。

材料固化后在充填体表面涂布防水涂料，如凡士林、釉质粘接剂、表面保护剂等，以防止材料受唾液的影响而增加溶解性，也防止材料在固化反应过程中脱水而产生龟裂。

对于 V 类洞，可使用专用成形片解决尽快修形的问题。为使玻璃离子水门汀与窝洞更好地粘接与密封，可在充填材料前使用窝洞预处理剂，其主要成分为弱酸，例如 10% 聚丙烯酸。

3. 必要时 24 小时后修形抛光，使用车针在水冷却下修整边缘及咬合高点，车针应从修复体磨向牙面方向。必要时用磨光砂条修整邻面。对于机混胶囊型高强度玻璃离子水门汀，最快可以在固化后 3 分钟进行修形和抛光。

【注意事项】

1. 基牙缺损时不宜使用。

2. 注意材料的正确调拌。

3. 充填时，应尽快修整外形。材料一旦开始凝固，立即停止修整，待 24 小时后再修整磨光。

第六节　复合树脂直接粘接修复术

复合树脂是由有机树脂基质和无机填料组成的高分子充填修复材料，在一定条件下固化成形。树脂基质在固化前呈单体状态，固化后形成高分子化合物，具有一定刚性。复合树脂的固化是通过树脂基质固化反应实现的。固化后的复合树脂实质上是无机填料增强型高分子复合物。复合树脂固化方式分为化学固化和光固化。目前临床使用的充填复合树脂多采用光固化方式，利于临床操作。复合树脂充填修复体固化后，可即刻进行修整和抛光，增加其表面光泽和耐磨性。

直接粘接修复术，顾名思义，就是用粘接性材料在口内直接完成牙体缺损的修复。与银汞合金充填术相比，直接粘接修复术的优势主要表现在：固位方式以粘接固位为主、机械固位为辅，可以保留更多的健康牙体组织，降低剩余组织折裂的危险性，扩大了牙体缺损直接修复的适应证。另外，直接粘接修复用材料具有和牙齿相近的颜色和良好的美学效果，可以满足各类牙齿的美学修复要求。而与依赖技工制作的间接粘接修复术相比，直接粘接修复术能够快速和便捷地修复牙体缺损，并且不需要为了固位过多磨除正常组织，具有更明显的优势。但直接粘接修复术对操作条件和环境的要求比较严格，需要医生对材料性能与粘接环境有更深入的理解。

【适应证】

1. 龋病和其他牙体疾病导致的前牙及后牙牙体缺损。

2. 前牙形态异常（畸形牙、扭转牙等）或前牙小间隙的改形修复。

3. 前牙轻度色泽异常（四环素牙、氟斑牙、失髓变色牙等）的直接贴面修复。

4. 后牙承力区完全在材料上或前牙深覆殆的大面积牙体缺损修复，应定期随访观察，必要时改行其他修复方式。

【用物准备】

主要用物准备见图 4-2。

1. 常规用物：口腔检查盘（含口镜、探针、镊子）、牙科手机、三用枪头、吸引器管、口杯。

2. 橡皮障隔湿用物：打孔器、橡皮障夹钳、橡皮障夹、橡皮障支架、橡皮布、牙线、橡皮楔子、牙龈封闭剂、剪刀、橡皮障定位打孔模板。

3. 树脂充填用物：各型车针、充填器械、成形器械、毛刷、比色板、树脂材料、处理剂、粘接剂、咬合纸。

4. 光固化灯：安装防护套确保灯头清洁，保证光强度在有效范围。

【操作步骤及要点】

1. 牙体预备

（1）可进行局部麻醉，去除旧修复体、增生牙龈、食物残

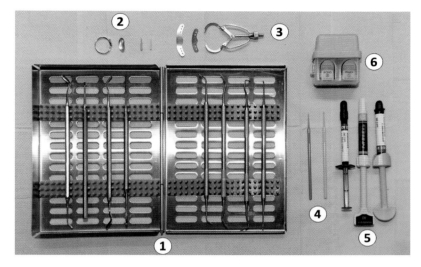

①各型充填器械；②分段式成形系统；③传统成形片和成形片夹；
④毛刷；⑤树脂材料；⑥处理剂和粘接剂。
图 4-2　直接粘接修复术的主要用物准备

渣等。

（2）制备龋洞入路后，先去净外周龋坏组织，再小心去除近髓龋坏组织。不涉及美观的区域，可以保留硬化着色的牙本质。

（3）修整洞缘，去除薄壁弱尖并使外形线圆缓。尽量保留洞缘釉质以提高粘接耐久性，必要时扩展洞形，增加粘接面积，或辅助制备机械固位洞形。

（4）后牙咬合面无须制备洞缘斜面。

（5）对于前牙唇面缺损，可以制备 1 ~ 3 mm 釉质层刃状或肩台样斜面，以增加粘接面积，并改善修复材料向牙齿的色彩过渡。

（6）对于前牙树脂贴面等涉及美观的修复体，可视遮色要求少量磨除唇面釉质（约 0.5 mm），近远中越过边缘嵴，充分盖过邻面着色范围并保留接触区。切缘可根据咬合情况及改形要求选择对接、平齐或包绕预备方式。

（7）对于楔状缺损及咬合面磨损导致的牙齿缺损面，应打磨粗化硬化牙本质以增强粘接效果。

（8）考虑个体患龋危险性，对不易清洁的区域可以做适当预防性洞形扩展。

2．比色

（1）使用比色板或比色仪等工具，也可直接将少量树脂材料在牙面固化进行直接比色。

（2）选择适宜的自然光线环境，保持牙齿湿润状态，快速（几秒内）完成比色。

（3）可进行分区比色。缺损较大时，可选择同名正常牙比色。

3．隔湿：对于复合树脂直接粘接修复，良好的隔湿是必不可少的。使用橡皮障是理想的隔湿方法，在无法使用橡皮障时，替代方法为使用棉卷隔湿，此时一定要配合良好的吸唾设备，并及时更换棉卷，以有效地防止唾液、血液对术区的污染。排龈线对于控制来自牙龈方向的污染十分有效，应善于利用。

4．护髓

（1）若术中意外露髓，可用生物活性材料行直接盖髓术。

（2）必要时用玻璃离子水门汀或者树脂改性玻璃离子材料垫底。垫底不作为深龋治疗的常规步骤。

（3）由于护髓剂或多数垫底材料与牙体组织无粘接作用或只有较弱的粘接力，应避免这些材料覆盖牙本质粘接面的范围过大而影响修复体的粘接效果。

5．上邻面成形系统

（1）根据缺损大小及位置选择合适的邻面成形系统。

（2）推荐使用有预成接触点的分段式成形系统。

（3）使用楔子等填充邻间隙空间，使成形片与邻面龈缘的封闭良好。

（4）采用楔子、分牙环等有效分牙措施，以补偿成形片的厚度。

6．粘接

（1）清洁牙面。

（2）按照粘接剂使用说明进行操作。

（3）釉质酸蚀处理：磷酸酸蚀洞缘后，应充分冲洗并干燥，脱矿釉质呈白垩色。

酸蚀是牙釉质粘接技术的关键步骤。酸蚀釉质可以起到以下作用：①除去釉质表面的玷污层，增加釉质的通透性；②增加釉质粘接面的表面积和粗糙度；③增加釉质表面的自由能；④活化釉质表层，使非极性的釉质表面极性增强。酸蚀后的牙釉质有利于粘接树脂在牙面的润湿、铺展和渗入。

（4）牙本质酸蚀处理，有两种方法：①磷酸同时酸蚀釉质及牙本质（全酸蚀）后，充分冲洗，冲洗时间长于酸蚀时间，用棉球蘸干窝洞（防止过干）；②将自酸蚀预处理剂涂布于洞壁牙本质和磷酸酸蚀脱矿的洞缘釉质，以柔风充分吹薄。

使用全酸蚀类粘接系统处理牙本质时，经磷酸酸蚀和冲洗后，表面的玷污层被去除，同时表层牙本质基本完全脱矿。管周牙本质脱矿明显，牙本质小管口直径增大。管间牙本质脱矿后，胶原纤维基质失去羟磷灰石支持，形成含大量微孔的胶原纤维网。这些微孔和牙本质小管是形成粘接固位的基础。

使用自酸蚀粘接系统处理牙本质时，含酸性功能单体的酸蚀处理剂涂布到牙本质表面后，单体的酸性功能基团发生水解，产生 H^+，溶解玷污层或使其改性，并且渗入下方牙本质。酸性功能单体继续在牙本质中水解形成 H^+，使牙本质脱矿，形成不同脱矿程度的胶原纤维网和牙本质小管（与酸蚀预处理剂的 pH 有关）。在酸性单体逐渐渗入脱矿的过程中，其脱矿能力逐渐减弱，并且与其中的钙形成化学结合。

（5）涂布粘接剂并尽量吹薄，光照 10～20 秒固化。

使用全酸蚀类粘接系统时，粘接剂也能充分扩散渗入脱矿牙本质中（胶原纤维网和牙本质小管）。经固化后，粘接剂在牙本质小管内形成的突起样结构称为树脂突，粘接剂与脱矿牙本质胶原纤维网形成的混合结构称为混合层。这些结构提供了粘接所需的微机械固位力。这便是全酸蚀类粘接剂的牙本质粘接机制。

使用自酸蚀类粘接系统时，粘接剂中的亲水性单体渗入胶原纤维网微隙和牙本质小管，亲水的羧基与暴露的胶原纤维结合，疏水的甲基丙烯酰基可与粘接单体共聚。此时充分吹干牙面，增加牙本质疏水性，利于粘接单体充分渗入脱矿微隙，和酸性单体可聚合基团以及亲水性单体发生原位聚合反应，形成混合层及树脂突，提供机械和化学固位。因此，自酸蚀类粘接系统的粘接机制是微机械锁合以及化学粘接的结合，其牙本质脱矿深度与粘接单体渗入深度基本一致。

（6）粘接方案的选择

1）对于仅限于釉质的缺损，建议选择磷酸酸蚀，彻底冲洗吹干，酸蚀后的表面呈白垩状，使用树脂粘接剂。

2）对于缺损内釉质面积较大又累及部分牙本质的缺损，建议选择性磷酸酸蚀釉质后使用两步法自酸蚀粘接剂，也可选用两步或者三步法全酸蚀粘接剂。磷酸用于牙本质表面后充分冲洗，窝洞内使用棉球蘸干，不要彻底吹干。

3）对于缺损内釉质面积较少而以牙本质为主的近髓窝洞，建议使用两步法自酸蚀粘接剂。

7. 填充复合树脂材料

（1）常规充填树脂，推荐采用斜分层技术，每次不要超过2mm，防止材料固化不全和聚合收缩幅度过大。

分层充填时，层间的结合借助于复合树脂表面氧阻聚层中的不饱和烯键与新加入树脂单体的共聚作用，层间不产生界面，因此不会影响修复体强度。但在临床操作时，应注意每层已固化的树脂表面切勿被污染或磨除，以免破坏复合树脂表面的氧阻聚层。一旦被污染，应磨糙树脂表面，并涂布粘接树脂后再充填新的复合树脂。

（2）如用整块充填树脂，应按照操作说明使用。

（3）洞底、洞壁、龈阶处推荐使用流动树脂衬层，注意勿及洞缘。

（4）后牙邻𬌗面洞优先修复邻面缺损，将Ⅱ类洞转化为Ⅰ类洞后再修复咬合面。

（5）前牙修复

1）涉及美观的树脂修复体使用多色系分层充填技术。牙本质层使用透明度较低的树脂材料，釉质层使用透明度较高的材料，切端可加用少量高透明度及遮色树脂以模拟切缘光晕效果（halo）。

2）牙齿变色较明显时可使用遮色剂（或术前漂白）。

3）可使用硅橡胶导板技术辅助修复前牙缺损，实现更好的舌侧釉质层形态及更准确的树脂分层。

4）前牙切角缺损时辅助舌侧导板的制作

A. 制取前牙缺损区段石膏模型，制作缺损部分修复体的蜡型，在口外调整好舌侧及切缘外形。

B. 使用硅橡胶或者其他适宜材料制作修复体蜡型的舌侧阴模，去除阴模的大部分唇侧材料，仅保留切缘位置外形，近远中至少覆盖一颗邻牙。

8. 光固化

（1）光源与树脂材料位置尽可能接近。

（2）对较深窝洞应增加光照时间，对光照薄弱区注意从不同角度照射。

9. 修形与抛光

（1）修整和初步抛光在当天完成，修复后 1 周进行精细抛光。

（2）用车针在水冷却下修整边缘及咬合高点，车针应从修复体磨向牙面方向。

（3）必要时用磨光砂条修整邻面。

（4）用抛光碟片或抛光尖由粗到细顺序抛光。最后用抛光布轮加抛光膏干抛，获得高光泽表面。

【术中护理配合】

术中护理配合见表 4-4。

表 4-4　直接粘接修复术的术中护理配合

医生操作	护理操作
局部麻醉	参见第三章第二节"局部麻醉"
隔湿	协助医生放置橡皮障,参见第三章第三节"橡皮障隔离术";或者准备棉卷、吸引器管等其他隔湿物品
去腐、修整洞形	安装手机及钻针;吸唾,及时吹干口镜,保持视野清晰
比色	关闭治疗灯,准备比色板,自然光下协助比色
放置邻面成形系统	协助医生放置成形系统
粘接面处理	按照使用说明,用毛刷蘸取处理剂和(或)粘接剂,传递给医生,将光敏灯传递给医生或协助医生进行光固化
树脂充填	遵医嘱准备适量树脂材料,并切取合适大小的材料放在避光盒中。每次取适量的树脂材料置于合适的充填器上传递给医生。及时用干纱布擦去器械上多余的材料。充填过程中及时吸唾,保持术区干燥
光固化	传递光敏灯,协助医生完成逐层固化
拆除橡皮障	递送橡皮障夹钳,拆除橡皮障
修形与抛光	传递咬合纸,安装合适钻针,使用三用枪和吸引器保持术野清晰

【注意事项】

1. 去腐时,注意去净釉牙本质界处的腐质,近髓处注意避免意外露髓。

2. 注意控制盖髓垫底材料的面积,保留足够的洞缘粘接封闭。

3. 对于根管治疗后的牙齿,采用粘接剂及流动树脂材料封闭根管口,再采用复合树脂材料修复缺损,以提供足够的冠部封闭。

4. 粘接剂注意保存条件,使用前避免光照和过早取出,使有效成分挥发。

5. 注意定期检测光固化灯强度（>300mW/cm²）。

6. 注意医护人员眼睛防护。

7. 修复体完成后嘱患者勿用患牙咬硬的食物，以免崩裂；应定期维护，延长使用寿命。如有不适，及时复诊。

扩展阅读　钻磨器械（钻针类）、手持充填修复器械、牙邻面成形系统以及光固化机

第七节　椅旁 CAD/CAM 修复技术

CAD/CAM 为"computer aided design and computer aided manufacture"（计算机辅助设计和计算机辅助制造）的英文缩写。椅旁 CAD/CAM 系统通常由采集牙体/牙列数据信息（口内扫描采集数字化印模）、计算机辅助设计（CAD）修复体、计算机辅助制造（CAM）修复体三个子系统组成，即包含口内三维扫描、图像处理软硬件和小型数控切削设备三个部分。临床上完成牙体预备后，先利用光学摄像头进行口内扫描获取目标牙或牙列的三维数字化印模，接着在计算机图像软件的辅助下设计修复体形态、咬合及邻面接触，然后通过计算机控制数控机床切削可切割修复材料制作修复体。患者一次就诊即可在椅旁完成牙体预备和修复体粘固的全过程，便捷、舒适。

【适应证】

1. 可修复的牙体缺损，患牙修复后能够正常行使功能。

2. 牙体缺损部位位于龈上或通过排龈、牙冠延长术等可采集到清晰的数字印模。

3. 数控加工设备能够满足修复体精度要求。

【用物准备】

主要用物准备见图 4-3。

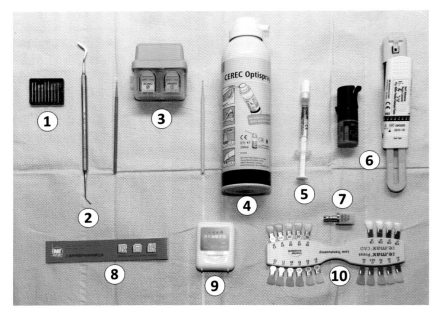

①各型车针；②充填器械；③处理剂和粘接剂；④对比度增强剂；⑤氢氟酸；
⑥硅烷偶联剂和双固化型树脂水门汀；⑦瓷块；⑧咬合纸；⑨牙线；⑩比色板。

图 4-3　椅旁 CAD/CAM 修复的主要用物准备

1. 常规用物：口腔检查盘（含口镜、探针、镊子）、牙科手机、防护用物、三用枪头、吸引器管、口杯。

2. 橡皮障隔湿用物：打孔器、橡皮障夹钳、橡皮障夹、橡皮障支架、橡皮布、牙线、橡皮楔子、牙龈封闭剂、剪刀、橡皮障定位打孔模板。

3. CAD/CAM 修复用物：各型车针、充填器械、对比度增强剂、比色板、瓷块、牙线、咬合纸、毛刷、粘接用物。

【操作步骤及要点】

1. 去除薄壁弱尖，根据缺损范围和牙髓状态等设计修复体类型。

2. 设计边缘线：修复体𬌗面边缘线离开咬合接触点 1 mm。邻面颊舌洞缘线扩展至自洁区，龈方洞缘位于接触点以下，尽量置于龈上（可通过排龈或冠延长术实现），保证光学印模精确和边缘线清晰。

3. 制备固位形和抗力形。𬌗面修复体空间要求：非功能尖不小于 1.0 mm（E. max）～1.5 mm（Empress、Vita Mark Ⅱ 等），功能尖不小于 1.5 mm（E. max）～2 mm（Empress、Vita Mark Ⅱ 等），龈阶宽度不小于 1 mm，峡部宽度不小于 2 mm。冠内预备形轴壁略外展（可至 15°～20°），冠外预备形轴壁略内聚，以获取共同就位道。不需要制备洞缘斜面。

4. 精修完成：用细砂粒金刚砂车针修整各壁，注意使组织面轮廓形成圆滑的曲线。将窝洞侧壁和各壁之间的过渡部分修整圆钝，点线角应清晰、略圆钝。

5. 获取光学印模：从不同角度扫描预备体，同时扫描对𬌗牙和从颊侧面扫描咬合像，以获取修复体的𬌗面解剖形态和咬合信息。注意蓝光扫描系统需要先喷涂对比度增强剂。

6. 计算机辅助设计：在获取的光学印模上根据邻牙及对𬌗牙的信息设计修复体外形，包括轴面形态、咬合与邻面接触区。

7. 计算机辅助制造：选择和安装材料块，将修复体信息传输至数控研磨机，研磨获得修复体。

8. 试戴：在口内试戴，进行必要的调磨至修复体完全就位，在颊舌向和近远中向稳定且没有翘动，边缘密合，邻接触良好，咬合良好，外形适合。

影响修复体就位的原因可能有：接触点过紧，修复体组织面有不规则高点，或者预备体上有过锐凸点。可先将光学印模放大，观察预备体组织面是否有急锐突出区域，用薄咬合纸确定位置，将其小心磨除（应尽量在取光学印模前完成）。然后用薄咬合纸检查邻面接触和组织面有无障碍，进行必要的调磨。预备体有倒凹时也会影响就位，如果倒凹较大，需要重新进行牙体预备，重新制作修复体。

9. 抛光或上釉：对试戴完成的修复体在体外进行精细抛光或上釉及外染色。

10. 粘接（以树脂水门汀粘接全瓷修复体为例）

（1）安放橡皮障。

（2）瓷修复体组织面的处理：用 5%～9% 氢氟酸酸蚀 20～60 秒（根据不同的瓷修复体类型和酸蚀剂，按照说明使用），用水冲洗 60 秒，吹干。再涂布硅烷偶联剂 60 秒，吹干。

（3）预备体表面的处理：用 75% 乙醇棉球清洁牙齿表面（如喷粉，需擦净），根据所选用的粘接系统处理预备体牙面。

- 酸蚀 - 冲洗型粘接系统：用 37% 磷酸酸蚀釉质 15～30 秒，酸蚀牙本质 15 秒，彻底冲洗，轻轻吹干釉质，牙本质表面用小棉球蘸干后保持湿润，涂布粘接剂并吹成薄层。
- 自酸蚀粘接系统：用自酸蚀粘接剂处理牙面。釉质部分可以进行选择性磷酸酸蚀。
- 自粘接系统：牙面可不处理。

（4）调拌树脂水门汀：树脂水门汀一般是树脂基质和催化剂两种组分。用塑料调刀将基质和催化剂在调合板上调匀，然后依据说明用小刷子均匀涂布于窝洞内或涂布于修复体表面。

（5）放置修复体：迅速将修复体放置就位，用探针探查边缘，确认修复体已完全就位。各面先光照 2～3 秒，粘接剂呈面团状，去除多余的粘接剂，邻面的粘接剂可以用牙线清理。

（6）光照固化：从颊舌、咬合面等不同方向各光照至少 40 秒。

11. 修形和抛光　检查正中𬌗、侧方𬌗并进行调磨，直至没有早接触和𬌗干扰。最后用细金刚砂车针进一步去除边缘残余粘接剂，修整外形，用抛光轮和抛光尖进行系列抛光。

【术中护理配合】

术中护理配合见表 4-5。

表 4-5　椅旁 CAD/CAM 修复的术中护理配合

医生操作	护理操作
牙体预备	• 吸唾，及时吹干口镜，保持视野清晰
比色	• 准备与瓷块匹配的比色板
取光模	• 推开治疗灯，协助牵拉口角或舌部，并及时吸唾，保持视野清晰。如果使用喷粉口扫系统，摇匀并传递对比度增强剂
设计、制作嵌体	• 准备 CAD/CAM 设备，安装瓷块 • 协助患者填写登记表
上釉、烧结瓷块	• 准备上釉用物及一杯清水，预热烧结炉
试戴修复体	• 准备牙线、咬合纸
安装橡皮障	• 协助医生安装橡皮障
粘接	• 递予医生小乙醇棉球，吹干嵌体，在嵌体的粘接面上均匀涂一层氢氟酸，1 分钟后用水冲净、吹干。将通用粘接剂均匀涂在嵌体粘接面，1 分钟后吹干。将通用粘接剂传递给医生，1 分钟后传递光敏灯光照 • 调双重固化粘接剂，均匀涂抹在嵌体粘接面后传递给医生。协助医生去除多余的粘接剂，传递光敏灯光照固化
拆除橡皮障	• 协助医生拆除橡皮障
调𬌗、抛光	• 吸唾，保持视野清晰

【注意事项】

1. 设计修复体时根据牙位和缺损大小，以及材料选择，考虑固位、抗力和美学要求。

2. 研磨仪的组织面研磨车针的直径最小为 1 mm，牙体预备中应避免形成直径小于 1 mm 的预备空间。

3. 可将光学印模放大，观察预备体是否有缺陷，在椅旁及时纠正。

4. 注意应在完成粘接后调𬌗，粘接前进行咬合测试容易导致修复体折裂。同时在试戴阶段应注意不要用力摁压修复体，防止修复体折裂。

5. 椅旁直接进行修复体抛光时，注意将邻面和接近龈缘等粘接后不易在体内抛光的区域尽量抛光。对于接触区，防止用粗颗粒抛光器械过度打磨，避免造成接触点松。

6. 仪器的保养和维护：用 75% 乙醇纱布擦拭口扫仪；用湿纸巾将研磨仪内粉末擦拭干净，晾干后再关闭舱门。

7. 嘱患者 24 小时内勿用患牙，24 小时后材料彻底凝固方可使用。

8. 嘱患者勿用患牙咬太硬的食物，以免牙齿崩裂。注意口腔卫生，定期进行口腔检查。如有不适，及时复诊。

扩展阅读　椅旁计算机辅助设计 / 辅助制作系统（CAD/CAM）

【附：牙体预备（以全冠预备为例）】

一、𬌗面或切端预备

对于后牙，用金刚砂车针分别沿着颊舌尖斜面先切割出 2～3 个深约 1.5 mm 的指示沟。对于前牙，可以在切端做出切缘指示沟，深 1～1.5 mm。然后将指示沟间的牙体组织磨除至邻面边缘。如果选用氧化铝瓷或者氧化锆瓷，𬌗面或切端厚度可以相应减小。

二、唇颊面预备

可先做深约 1 mm 的指示沟。前牙可在唇面的龈 1/3 和切 2/3 分别做指示沟，然后磨除指示沟间的牙体组织。

三、邻面预备

先用细针状金刚砂车针磨开邻面，打开接触区，注意不要损伤邻牙。然后用锥形金刚砂车针进一步修整邻面，去除倒凹，与唇颊、舌面移行衔接。

四、舌面预备

后牙舌面预备与颊面预备相同。前牙舌面可分成舌窝和舌隆突下轴壁分别预备。预备舌隆突下轴壁时，在平行于唇面颈部的方向先做出深约 1 mm 的指示沟，磨除指示沟间的牙体组织，形成与唇面颈部平行的轴壁，进一步修整，使之与邻面移行。预备舌窝时，可以先用小球状金刚砂车针在舌面窝处做深约 1 mm 的指示沟，然后用轮状或者橄榄状金刚砂车针磨除沟间组织。

五、肩台预备

对于全瓷修复体，一般采用无角肩台。若采用直角肩台，则内线角应圆钝。预备时可先用平头金刚砂车针（尖端直径 1 mm）沿颈缘四周预备出宽 1 mm 的肩台，然后再用圆头金刚砂车针圆钝肩台内侧线角。在前牙，唇颊侧肩台位置一般置于龈下，因此预备前要先排龈；邻面和舌面肩台可置于龈上。后牙肩台应尽量置于龈上。

第八节　牙体疾病治疗并发症的预防和处理

牙体疾病治疗中可能出现各种并发症。因此，在治疗前，应告知患者可能发生的并发症，取得患者对治疗的知情同意。在进行治疗时，应熟悉牙体及牙髓腔的解剖结构，熟练掌握各类操作技术，充分了解所使用材料的性能，规范操作，避免并发症的发生。对于已发生的并发症，要仔细检查和明确原因，及时进行对因、对症治疗。

一、意外穿髓

【预防】

1. 在备洞前，拍摄 X 线片了解牙髓腔情况。

2. 备洞时注意避让高陡髓角。牙髓腔的解剖形态与牙体外形一致，髓角位于牙尖处，此处是髓腔的高点，备洞时注意避让。部分牙齿的某个髓角还可能特别高，如下颌第一前磨牙的颊侧髓角、上颌第一磨牙的近中颊侧髓角等。

3. 备洞时要注意，年轻恒牙的牙髓腔较大；老年人髓室顶底距离缩小，髓角相对较高。老年人由于继发性牙本质的形成，在穿通髓角时可因不敏感、不出血而不易被发现，造成术后疼痛，故在备洞完成后应仔细探查，确认有无穿髓点。

4. 对于颈部缩窄的牙齿，制备邻面洞时轴壁弧度要顺应牙齿外形。

5. 去腐时先去除外围腐质，再去除近髓处的腐质。近髓处的操作应小心谨慎，使用慢速手机或手用器械（如挖匙），忌用高速涡轮机。

6. 急性龋的软化牙本质多，修复性牙本质薄，可采取二次甚至多次去腐法。

7. 银汞合金充填时，深的窝洞洞底应该用材料垫平而非磨平。

【处理】

发生意外穿髓时，可根据患牙的牙髓生活状态、穿髓孔的大小选择直接盖髓术、活髓切断术或进行根管治疗。

二、冷热刺激痛

深龋治疗后出现一过性冷热刺激痛可能是因为渗漏、另有未发现的龋或牙体缺损、术前牙髓状态判断有误、术中激惹牙髓等。如果术前诊断正确，操作步骤无缺陷，可视为术后反应。

【预防】

1. 术前仔细判断牙髓状态。对于可复性牙髓炎患牙，应行安抚治疗，待症状消失后再行充填修复治疗。

2. 进行窝洞制备时，过大的压力或冷却不足均可造成牙髓刺激，要尽量避免。例如：①持续钻磨产生的热刺激大于间断钻磨。②钻针陈旧钝化或选择的钻头过小时，钻磨过程会延长，且要增加钻磨压力，给牙髓造成更大的刺激。③慢速手机去腐时，如窝洞较湿润，会使钻磨产生的热量不易扩散，增加了热刺激。④使用高速涡轮机时，如降温措施不到位，可产生较强的热刺激。⑤制备及修整窝洞时，过多且长时间切割牙本质小管可对牙髓 - 牙本质复合体造成机械刺激。

3. 去净腐质后，剩余牙本质厚度较薄时，应行间接盖髓术。

4. 银汞合金充填时，若深窝洞未垫底或垫底不全，冷热刺激可通过银汞合金这一良导体传递，使牙髓出现敏感症状。此时，应除去充填体，进行安抚治疗，待症状消失后再行充填。

5. 银汞合金充填时，不能直接使用磷酸锌水门汀垫底材料，可选用聚羧酸锌或玻璃离子水门汀垫底。

6. 复合树脂直接粘接修复时，如果使用全酸蚀粘接系统，要充分冲洗酸蚀剂，建议使用三用枪高压冲洗，冲洗时间至少等于酸蚀时间。另外，要严格控制牙本质的酸蚀时间，避免牙本质过度酸蚀。建议牙本质用自酸蚀粘接系统进行粘接处理。

7. 使用全酸蚀粘接系统时，如果粘接剂不能完全封闭脱矿的牙本质小管，会导致术后敏感性增加。湿粘接步骤是影响牙本质小管是否完全封闭的关键。临床操作时，可用轻到中等强度的洁净空气去除牙面的多余水分，也可采用棉球轻蘸的方法，使牙本质表面呈现一个略有光泽的潮湿面。

8. 避免遗漏龋洞或其他牙体组织病损。检查患牙时应注意该牙本身是否另有未发现的龋洞或其他牙体组织病损，发现时应给予处理。另外，要排查邻近牙齿是否存在冷热刺激痛，如果存在则予以治疗。

【处理】

1. 术后反应和操作因素造成的一过性冷热刺激痛多可自行缓

解。嘱患者暂时避免冷热刺激，观察。一般无须特殊处理。应以预防为主。

2. 如症状好转但未消失，或症状维持原状但未出现新的临床反应，可继续观察 2~3 个月。如仍不好转，应除去充填体，进行安抚治疗，待症状消失后再修复。

3. 对边缘不密合的病例，须重新充填。

4. 如果遗漏龋洞，按照新龋坏进行备洞和充填。

三、牙髓源性自发痛

牙髓源性自发痛表现为阵发性、放散性，不能定位，同时伴有冷热激发痛。部分牙髓源性疼痛可能是由深龋或可复性牙髓炎转归为不可复性牙髓炎的表现。

近期出现自发痛可能是可复性牙髓炎进展为不可复性牙髓炎，或无症状的慢性闭锁性牙髓炎诊断为深龋，或深龋已有穿髓点而未发现，应排除同侧有其他牙髓炎患牙。

远期（数月或数年后）出现自发痛可能为银汞合金充填深洞未垫底，长期温度刺激发展为牙髓炎；也可能为腐质未除净，龋坏发展致牙髓炎。患牙出现牙髓源性自发痛时应进行牙髓治疗。

【预防】

1. 仔细检查，避免深龋坏已有露髓点而未发现。

2. 治疗前要明确诊断，排除无症状慢性闭锁性牙髓炎。

3. 操作时避免牙髓刺激发展为牙髓炎。

【处理】

对患牙进行牙髓治疗，但治疗前应检查明确同侧有无其他牙髓炎患牙。

四、牙周源性自发痛

牙周源性自发痛表现为持续性胀痛，可定位，冷热刺激不引发疼痛或只引起牙齿敏感症状，常伴有咬合痛。其常见原因如下。

1. 牙体治疗时的机械刺激（如钻针等器械划伤牙龈）或化学药物（如酸蚀液）刺激所致的牙龈炎症。

2. 充填体悬突所致龈乳头炎。临床检查可见充填体处的牙龈乳头红肿，牙龈探痛、易出血；X线片示充填体有悬突。若充填体悬突长时间未处理，可引起牙龈萎缩，X线片可显示有牙槽骨吸收。

3. 食物嵌塞所致龈乳头炎。可见充填体与邻牙邻面接触区存在异常（例如无接触，或者接触点面积过大或过小），充填体边缘嵴与邻牙边缘嵴高度不一致，邻牙边缘嵴缺损等；或对𬌗牙尖或嵴过锐且正对患牙牙间隙，咀嚼时使食物嵌入患牙牙间隙。临床检查患牙区常有食物嵌塞，牙龈乳头红肿或萎缩。

4. 颊舌侧充填体凸度异常所致牙龈炎症。凸度过小，食物可直接撞击牙龈边缘，引起牙龈炎症；凸度过大，则使食物失去对牙龈的按摩、自洁作用，牙龈也易发炎。

【预防】

1. 操作中避免对牙周组织造成机械或化学刺激。

2. 充填时避免充填体悬突。

3. 注意恢复充填体与邻牙正常接触，避免出现食物嵌塞，导致牙龈乳头红肿或萎缩。

4. 颊舌侧充填体应恢复牙齿外形的正常凸度。

5. 若对𬌗牙尖或嵴过锐且正对患牙牙间隙，治疗前应调磨圆钝，避免咀嚼时使食物嵌入患牙牙间隙，引起牙间乳头炎。

【处理】

1. 轻度炎症可不处理，嘱患者注意口腔卫生。也可局部冲洗，创面涂碘甘油。

2. 存在充填体悬突时，可用金刚砂钻针或修整条磨除悬突。磨除困难者拆除充填体后重新充填，炎症牙龈冲洗上药。

3. 充填体凸度过小者应重新进行充填，过大者进行磨改。

4. 对𬌗牙存在过锐牙尖或嵴时，进行调磨。

五、咬合痛

以咬合痛为主诉症状者，应先考虑并排除以下情况。

1. 高点：若𬌗面充填体存在高点，咬合时出现早接触，可致咬合痛。临床检查时可见银汞合金充填体上有小光亮面，牙色材料则需用咬合纸检测高点。

2. 流电作用：用银汞合金充填的患牙，如果对𬌗牙为异种金属修复体，咬合接触时出现电击样刺痛，脱离接触或反复咬合多次后疼痛消失，应考虑是否为异种金属间产生的流电作用所致。

3. 复合树脂聚合应力：后牙复合树脂整块充填时，可因聚合收缩应力而发生咬合痛。

【预防】

1. 充填修复治疗前，仔细检查患者的咬合情况，适当进行咬合调整。

2. 充填修复治疗后，仔细调整咬合，避免𬌗面充填体存在高点，咬合时出现早接触。

【处理】

1. 如早接触部位的对𬌗牙有过锐的尖嵴，应先予磨除，然后调磨充填体的早接触点。

2. 如存在流电作用，可去除银汞合金充填体，更换非金属材料充填。

3. 处理时可先去除中央大部分的修复体，用暂封材料封闭。症状消失后，再采用分层充填修复。

六、充填体折断或脱落

充填体发生折断或脱落的常见原因可能有以下几个。

1. 窝洞制备缺陷：腐质未去净；抗力形和（或）固位形不佳，如窝洞过浅或垫底材料过厚致充填体太薄，鸠尾峡过窄、过宽，轴髓线角过锐、与鸠尾峡同处一垂直平面；在粘接修复时，被粘接面的粘接面积不足而未增加机械固位形等。

2. 银汞合金充填材料调制不当：材料各组分比例失调、材料调制过程中被污染、调制时间过长或过短等均可影响材料的性能，致使充填体结构疏松。

3. 充填或修复方法不当：银汞合金材料充填时压力不够，材料未填入点线角、倒凹等微小区域，使充填体与牙体之间存在间隙；粘接修复分层充填时，层间结合存在气泡或缝隙。

4. 粘接修复时粘接界面处理不当：酸蚀不充分，隔湿不足，酸蚀后的牙面被污染；粘接剂过薄、过厚；垫底材料过多等。

5. 充填物存在高点，咬合关系异常。

6. 术后医嘱不足：银汞合金充填后的 24 小时之内，用患牙咀嚼食物易使充填体折断；未及时纠正患者的不良饮食习惯及错误的刷牙方法。

【预防】

1. 避免窝洞制备缺陷，如窝洞过浅或充填体太薄，鸠尾峡过窄、过宽，轴髓线角过锐或与鸠尾峡同处一垂直平面。

2. 后牙𬌗面洞缘不制备斜面，避免洞缘复合树脂过薄。

3. 粘接修复时要保证足够的粘接面积。

4. 粘接修复时避免牙面处理不充分，或处理后的牙面被污染。

5. 材料应压实，填入点线角、倒凹等微小区域，避免充填体 - 牙体界面出现间隙。

6. 嘱患者及时纠正不良饮食习惯或错误清洁方法。

【处理】

1. 可局部清理后重新充填修复。

2. 必要时重新进行牙体预备，充分考虑充填体抗力及固位。

3. 严格按照说明准备 / 调制和使用材料。

七、牙齿折裂

牙齿折裂的常见原因如下。

1. 备洞时留有无基釉质或薄壁弱尖未适当降低，可导致这些无健康牙本质支持的悬釉或脆弱牙尖折断。

2. 窝洞的点线角过锐，洞缘外形线的转折处形成锐角，可导致这些区域的应力集中，易使牙齿折裂。

3. 银汞合金充填时，洞底不平呈圆弧形，充填体受力后会发生移动而对牙齿产生剪切力，导致牙齿折断。

4. 患牙存在隐裂未发现。

5. 银汞合金凝固后会有轻微膨胀，但如果在固化过程中与水接触，则可造成充填体的延缓性膨胀。

6. 牙髓治疗后牙齿较活髓牙牙体缺损范围大，有折裂的潜在危险。

7. 咬合关系异常。

【预防】

1. 窝洞制备时应去除无基釉质和降低薄壁弱尖。

2. 窝洞点线角应圆缓，避免过锐导致应力集中。

3. 对于存在隐裂的患牙，应去除病因，避免使用具有膨胀性的材料进行充填。

4. 对于咬合关系异常、𬌗力负担过大的患牙，应术前予以调磨。

【处理】

1. 牙齿折裂后，如冠折片小，可重新获得良好的粘接固位，则可局部清理、制备界面，粘接修复。也可去除旧充填体后重新粘接修复。

2. 若折裂片较大，但断端位于龈上，可增加辅助固位形，重新充填或嵌体修复。

3. 对折裂片较大的失髓牙，充填后建议行冠修复或桩核冠修复。

4. 若断端在龈下较浅处（＜4mm），酌情行冠延长术，重新修复。

5. 若断端在龈下过深（＞4mm），考虑拔除。

6. 若牙齿纵折，酌情行半切除术、分牙术或拔除。

7. 若多根牙齿发生根裂，可酌情截除折裂的牙根或拔除。

八、继发龋

短期内出现的继发龋多与操作因素有关，其主要原因如下。

1. 原有腐质未去净，龋损继续发展。

2. 洞缘未在自洁区或可洁区，不利于洞缘的清洁维护。位于隐蔽部位的洞缘易使牙菌斑滞留而产生继发龋坏。

3. 边缘不密合是造成继发龋的最主要病因，主要包括：

（1）无基釉质或修复体边缘折断，使洞缘出现缝隙，牙菌斑滞留而不易清除。

（2）修复体存在飞边未及时去除，飞边极易破碎或折断，使修复体边缘出现裂隙。

（3）复合树脂类材料聚合收缩会导致修复体与牙齿不密合，产生微渗漏。

（4）对于银汞合金充填体，如果垫底材料存在于充填体和洞壁之间，垫底材料溶解后会留下裂隙而导致继发龋的发生。

【预防】

1. 窝洞预备时应去净腐质。

2. 洞缘应位于自洁区或可洁区，减少牙菌斑滞留。

3. 充填体边缘应密合。

4. 去除龋风险因素，加强菌斑控制。

【处理】

将下方发生龋坏的充填体去除，去净腐质，修整洞形，重新充填。

九、边缘着色

复合树脂类材料修复后发生的边缘着色一般由窝洞边缘不密合所致。修复体若存在飞边，也易发生边缘着色。

【预防】

1. 保证充填体边缘密合。

2. 仔细修整和抛光，避免充填体边缘形成飞边。

【处理】

1. 若边缘着色未沿洞缘向牙髓方向渗透，可进行磨除和抛光。

2. 若着色沿洞缘向牙髓方向渗透，则应磨除部分或全部充填体，重新充填修复。

十、表面着色

表面着色可能的原因如下。

1. 修复体表面粗糙：材料本身耐磨性差，修复后易磨损；修复体抛光不够；修复体修整后未抛光，而采用涂粘接剂的方式增光，因粘接剂不耐磨，很快会使修复体的粗糙表面暴露。

2. 口腔卫生及饮食习惯不良：使用不合格的牙刷及牙膏，刷牙方法不当，经常进食色素重的食物，吸烟等。

【预防】

1. 加强修复体表面抛光。

2. 嘱患者保持口腔卫生，纠正不当清洁方式，如力量过重、使用不合格的牙刷及牙膏等。

3. 嘱患者纠正饮食习惯，避免经常进食易着色的食物或吸烟。

【处理】

1. 表面着色较轻者，修整抛光即可。

2. 表面着色较重者应磨除部分或全部充填体，重新充填修复。

十一、磨损

修复体磨损的主要原因如下。

1. 材料自身的耐磨性差。

2. 临床一些不规范的操作会使磨耗加重，如修复体表面粗糙、修整抛光时产生过多热量等。

3. 错误的刷牙方法（如用力横刷）、喜食硬物、夜磨牙等不良习惯也会加速磨耗。

【预防】

1. 加强修复体表面抛光，降低修复体表面粗糙度。

2. 嘱患者纠正错误刷牙方法（如用力横刷）和不良习惯（如喜食硬物、夜磨牙）。

【处理】

如磨损面积大、程度重，已影响患牙功能及受力平衡，需重新充填或采用其他修复方式。

第五章

牙髓疾病治疗技术

牙髓和根尖周病的治疗需遵循保护和保存健康的牙髓组织，保存患牙与防治根尖周病变，治疗过程以清除或控制髓腔根管系统的感染为目标，治疗步骤和所用药物不应对机体产生不良生物学作用，保护和保存健康的牙体组织，以及患者知情、理解与配合等基本原则。

第一节　间接盖髓术

间接盖髓术是在接近牙髓的牙本质表面覆盖活髓保存材料（又称盖髓材料），以隔离外界对牙髓组织的刺激、保护牙髓，从而达到保存牙髓活力的目的。

【适应证】

1. 深龋、外伤等牙体缺损近髓的患牙。

2. 可复性牙髓炎但去腐后未及髓的患牙。

3. 无自发痛，去除腐质后未露髓，但龋损极近髓，难以排除慢性牙髓炎时，可以采用间接盖髓术作为诊断性治疗。

4. 术前诊断为深龋或可复性牙髓炎，为避免穿髓而采取选择性去腐或分次去腐的患牙。

【操作步骤及要点】

1. 局部麻醉，安装橡皮障隔离术野。

2. 去腐：对于深龋近髓的患牙，去腐时应先去除洞壁和洞底的龋坏组织，近牙髓处的腐质最后可用挖匙清除，以避免不慎穿髓。对于急性龋和年轻恒牙，为避免牙髓暴露，可采取选择性去腐法或分次去腐法，保留少量近髓处的软化牙本质。

3. 盖髓及充填一次完成：清洗并干燥窝洞，选择盖髓材料置于近髓处，然后选用自酸蚀粘接剂涂布整个洞壁，复合树脂永久充填。

4. 盖髓及充填分次完成：拭干窝洞，放置盖髓剂于近髓处，用暂封材料封闭窝洞。观察 1~2 周后，无任何症状且牙髓活力正常者可行永久充填。

5. 对保留少许软化牙本质的窝洞，可在 6~8 周后去净原有软化牙本质，再行永久充填。

【注意事项】

1. 切勿在窝洞近髓部位探入和加压。

2. 2 周内如出现自发痛则行牙髓治疗。若 2 周后症状有改善，但仍有遇冷不适，可继续观察 2 周；若症状不改善或加重，则改行其他牙髓治疗。

第二节　直接盖髓术

直接盖髓术是将盖髓材料直接覆盖于牙髓组织暴露处，封闭露髓孔，隔绝外界刺激，促进牙髓损伤愈合和修复性牙本质形成，以保存牙髓活力的方法。

【适应证及病例选择】

1. 适应证

（1）牙髓状态正常的患牙于牙体预备时发生机械性意外穿髓。

（2）牙外伤露髓孔较小且露髓时间较短，并且临床检查牙髓状态正常。

（3）术前诊断为深龋或可复性牙髓炎，术中去净腐质后有点状露髓。

2. 病例选择：临床上符合以上适应证的患牙可考虑选择直接盖髓术以保存活髓，但在临床病例选择时还应进行以下几方面的考量。

（1）术前牙髓状态：应为正常或可复性牙髓炎，而无不可复性牙髓炎的临床表征。即患牙术前应满足以下条件：

1）无自发痛主诉。

2）临床检查无叩痛，温度测试正常或一过性敏感。

3）X线片显示无根尖周异常。

（2）牙髓暴露情况

1）出血和止血：露髓后牙髓出血情况可反映牙髓的状态。如活动性出血量少、颜色鲜红且在1~5分钟内可止住，可尝试进行直接盖髓治疗。如牙髓活动性出血难以止住，或颜色暗红，或可见渗出液或脓液，表明牙髓的炎症程度较重，则不应再行直接盖髓治疗。

2）露髓孔大小：以往直接盖髓术适应证很窄，露髓直径仅限于"点状"或直径不超过0.5 mm。目前研究认为露髓孔的大小不是判断活髓保存治疗适应证的绝对指征，但牙髓暴露范围越大，牙髓组织感染的程度就越重，预后也就越差。因此，露髓孔直径在1 mm以内者选择直接盖髓术较为适宜，超过2 mm则不建议行直接盖髓。

（3）修复方式：患牙不需要行桩核冠修复。

【操作步骤及要点】

1. 局部麻醉，安装橡皮障隔离术野，消毒患牙。

2. 去腐：对于深龋近髓患牙，可在局部麻醉下先使用高速金刚砂车针去除无基釉质，再以球钻去除腐质。去腐时应先去除洞壁和洞底的龋坏组织，最后再用挖匙清除近牙髓处的腐质。推荐使用放大设备（如牙科显微镜等放大照明设备）和龋蚀检知液，以避免不必要的牙髓暴露，尽量减少细菌污染牙髓的机会。

术中应使用无菌、锐利的器械，以减少牙髓再感染和创伤的机会。去除近髓软化牙本质时，如考虑可能会露髓，应再次更换无菌、锐利器械，以避免将感染物质带入髓腔。

3. 观察与控制牙髓出血：术中一旦牙髓暴露，应立即用生理盐水或次氯酸钠冲洗窝洞内的牙体组织碎屑，并在显微镜下观察露髓处的牙髓出血情况。如果露髓孔处活动性出血较少，颜色鲜红，且在1~5分钟内可止住，则可进行下一步的盖髓治疗。

止血的方法：目前临床最常用的是将生理盐水棉球或2.5%~5.25%次氯酸钠棉球置于露髓孔处，或在冲洗去除牙本质碎屑、消毒的同时止血。如有条件，也可以采用适宜的激光止血，但不建议使用止血剂。

4. 放置盖髓材料：用水冲洗窝洞，去除多余次氯酸钠，用消毒棉球拭干窝洞。选用生物活性材料（MTA 或 iRoot BP plus）作为盖髓剂覆盖于暴露的牙髓处及周围 1~2mm 的牙本质上，厚度应达 1~2mm，可用小棉球轻压材料，使其与牙本质贴紧。

5. 暂封窝洞和永久充填：如计划一次完成治疗，为确保取得良好的封闭，放置盖髓材料后需使用小棉球或海绵刷在材料周围清理出 1~2mm 的牙体组织，再用干燥的棉球去除多余的水分；使用少量光固化玻璃离子水门汀或流动树脂覆盖盖髓剂并进行光固化，随后进行复合树脂直接粘接修复。

如计划分次治疗，放置盖髓材料后可直接用玻璃离子水门汀暂封窝洞。观察 1~2 周后复诊，患牙如无自发痛、咬合痛等症状且牙髓活力正常，可除去暂封材料，探查盖髓材料确保其已经硬固，修整窝洞的边缘并留有 1~2mm 的牙体硬组织，随后进行复合树脂粘接修复。

多数患牙盖髓治疗 1~2 周后症状可以消失。如对温度刺激仍敏感但无自发痛，可再观察数周。但不建议长时间使用暂封材料进行冠方封闭，应尽早行复合树脂修复。良好的冠方封闭是避免已经暴露的牙髓再感染的保障，是影响直接盖髓治疗成功率的因素之一。

6. 术后医嘱及复查：直接盖髓术后应嘱患者不适随诊。如果患牙出现自发痛、夜间痛等症状，表明病情已向不可复性牙髓炎发展，则应改行根管治疗。

术后每半年应复查 1 次，至少到术后 1 年。复查时根据临床表现、牙髓活力测验及 X 线检查等判断疗效，如有异常应行根管治疗术。

【注意事项】

1. 正确判断牙髓的状态：正确判断牙髓状态、选择恰当的适应证是活髓保存治疗成功的关键因素。盖髓术后数天或数周内出现不可复性牙髓炎的失败病例，多是术前、术中牙髓状态判断不准确所致。目前临床上缺乏判断牙髓确切状态的客观检查手段。临床医师需结合患者主观症状、临床检查（包括一般口腔检查、牙髓温度测验和 X 线根尖片），以及术中露髓后牙髓状况和出血情况，方能做出较为准确的判断。直接盖髓术后患牙的牙髓状态还需要长期动态观察。

2. 清除感染：一方面应彻底去除腐质，杜绝因龋而再感染牙髓的机会；另一方面，应精准去除龋坏组织的细菌感染层，保留脱矿层，以避免不必要的露髓。临床以硬度为标准去腐并不确切，利用牙髓治疗的放大设备和龋蚀检知液，有利于彻底去除腐质而保留未被细菌感染的牙本质。

3. 术中避免对牙髓的进一步损伤：术中对牙髓的任何机械、化学、温度等不适当的刺激，都可能会影响盖髓治疗的预后。显微镜下采用微创、精准的治疗手段，有助于减少治疗带来的牙髓损伤。

4. 选择具有生物活性的盖髓材料：既能够诱导修复性牙本质形成，又能抑制牙髓创面炎症反应，还具有良好封闭性的盖髓材料，有助于提高盖髓治疗的成功率。

5. 严密封闭：来自盖髓剂以及永久修复体的微渗漏是导致盖髓治疗远期失败的原因。选择具有生物活性且封闭性能好的盖髓剂，及时完好地永久性修复冠部牙体组织缺损，有助于减少微渗漏所导致的治疗失败。

第三节　牙髓切断术

牙髓切断术是在判断牙髓炎症范围的基础上，切除部分或全部冠部炎症的牙髓组织，将盖髓材料覆盖于牙髓断面，封闭髓腔并诱导牙本质桥形成，以保存剩余牙髓活力和功能的治疗方法。

根据切除牙髓组织量的不同，牙髓切断术可分为部分冠髓切断术和全部冠髓切断术。

【适应证】

1. 外伤、机械预备露髓，无法行直接盖髓术的年轻恒牙。

2. 深龋无临床症状、无自发痛，去腐见露髓，少量出血、色鲜红，临床判断牙髓正常的年轻恒牙。

3. 年轻恒牙早期或局限性牙髓炎。

【用物准备】

主要用物准备见图 5-1。

1. 常规用物：口腔检查盘（含口镜、探针、镊子）、牙科手机、防护用物、三用枪头、吸引器管、口杯。

2. 橡皮障隔湿用物：打孔器、橡皮障夹钳、橡皮障夹、橡皮障支架、橡皮布、牙线、橡皮楔子、牙龈封闭剂、剪刀、橡皮障定位打孔模板。

3. 牙髓切断物品：显微镜、显微口镜、牙髓切断手术包、各型钻针、盖髓剂（例如生物活性材料 MTA、iRoot BP）、玻璃离子水门汀。

4. 充填材料：同第四章第六节直接粘接修复术的用物准备。

【操作步骤及要点】

1. 局部麻醉，安装橡皮障隔离术野并消毒患牙。

2. 清除龋坏组织：用锐利挖匙或大球钻去净洞壁腐质，用次氯酸钠和生理盐水冲洗窝洞。

3. 切断冠髓：部分冠髓切断术可直接从露髓孔处切除局部感染

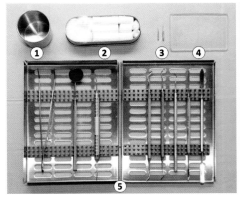
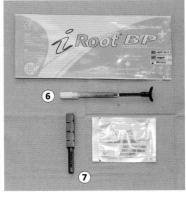

①无菌药杯；②无菌敷料；③各型钻针；④玻璃板；
⑤各型手持器械；⑥ iRoot BP；⑦ MTA 及其成形块。

图 5-1　牙髓切断术的主要用物准备

或炎症的牙髓；全部冠髓切断术则需先揭净髓室顶，再齐根管口或自根管口略下方将冠髓完全切除。

用无菌锐利挖匙或高速球钻切除牙髓，使牙髓断面整齐。也可采用激光进行牙髓切除。在切髓过程中，配合使用生理盐水冲洗组织断面，去除组织碎屑。

4. 放置盖髓剂和暂封剂：用 2.5%~5.25% 次氯酸钠棉球轻压牙髓断面止血。出血停止后，用消毒棉球拭干窝洞，将生物活性盖髓材料覆盖于牙髓断面上，厚度约 1.5 mm。然后用玻璃离子水门汀垫底或暂时封闭窝洞。

5. 永久充填：观察 1~2 周后，若无牙髓症状，去除部分暂封物，行复合树脂直接粘接修复。

【术中护理配合】

术中护理配合见表 5-1。

表 5-1　牙髓切断术的术中护理配合

医生操作	护理操作
局部麻醉	• 参见第三章第二节"局部麻醉"
安置橡皮障	• 参见第三章第三节"橡皮障隔离术"
设置显微镜	• 协助医生设置显微镜
去腐	• 安装手机及钻针；吸唾，及时吹干口镜，保持视野清晰
更换手套，揭除或部分揭除髓室顶	• 更换牙科手机，更换强吸，打开牙髓切断手术包外层包布。准备无菌生理盐水，倒入灭菌小药杯中
牙髓切断，处理牙髓断面、止血	• 递送生理盐水冲洗器，及时吸走冲洗液
盖髓剂（例如生物活性材料 MTA、iRoot BP）覆盖牙髓断面	• 准备适量盖髓材料 • MTA 调拌方法：取适量 MTA 粉末，将蒸馏水滴入，用调拌刀调拌均匀，至湿沙状
玻璃离子水门汀垫底	• 取手术包内玻璃板、调拌刀调拌玻璃离子水门汀，递送给医生
树脂修复冠方缺损	• 参见第四章第六节"复合树脂直接粘接修复术"

【注意事项】

1. 严格无菌操作，使用橡皮障隔离术区。

2. 去髓室顶和切断冠髓时，避免撕裂根髓。

3. 操作中勿用气枪，避免组织脱水和损伤。

4. 术后仍有明显自发痛和叩痛者，应改行根尖诱导成形术、根尖屏障术或根管治疗术。

5. 对于龋源性露髓的成熟恒牙，以往不主张进行牙髓切断术，但现在认为如果临床上能够判断牙髓的炎症程度，术中可以控制感染和损伤，也可以尝试。

6. 告知患者可能出现术后疼痛等情况，不适随诊。

7. 定期复查：术后每半年复查 1 次，直至 2 年。如果牙髓切断术失败，年轻恒牙应首先考虑再生性牙髓治疗，以达到促进根尖孔闭合、牙根增长、根管壁增厚的目的；如仍不成功，则需行根尖屏障术以封闭粗大的根尖孔。成年恒牙应改做根管治疗。

第四节 根管治疗术

根管治疗术自 20 世纪 80 年代以来，逐步发展为理论体系完善、操作步骤规范、器械设备标准化的一种保存患牙的治疗方法。由于疗效肯定，它已成为治疗牙髓病和根尖周病的首选方法。

【适应证】

1. 牙髓疾病：不能保存活髓的各型牙髓炎、牙髓坏死、牙内吸收、牙髓钙化（仅指可以除去髓腔内的钙化物，根管通畅达根尖部者）。

2. 根尖周病：急性根尖周炎（须在急性症状缓解后再行根管治疗）、各型慢性根尖周炎。

3. 牙周牙髓联合病变。

4. 外伤牙：牙根已发育完成，牙冠折断且牙髓暴露者；或牙冠折断虽未露髓，但修复设计需进行全冠或桩核冠修复者；或根折患牙断根尚可保留用于修复者。

5. 某些非龋牙体硬组织疾病

（1）重度的釉质发育不全、氟牙症、四环素牙等牙发育异常患牙需行全冠或桩核冠修复者。

（2）重度磨损患牙出现严重的牙本质敏感症状又无法用脱敏治疗缓解者。

（3）隐裂牙行全冠修复之前。

（4）牙根纵裂患牙需行截根手术的非裂根管。

6. 意向性摘除牙髓的患牙

（1）牙体缺损过大，牙冠修复时需要去除牙髓。

（2）错位、扭转或过长牙，义齿修复时需要大量磨改牙冠，可能累及牙髓。

（3）颌骨手术涉及的牙齿，如颌骨囊肿、肿瘤和颌骨畸形等，手术前应先做根管治疗。

（4）移植牙、再植牙。

【用物准备】

1. 常规用物：口腔检查盘（含口镜、探针、镊子）、牙科手机、防护用物、三用枪头、吸引器管、口杯。

2. 橡皮障隔湿用物：打孔器、橡皮障夹钳、橡皮障夹、橡皮障支架、橡皮布、牙线、橡皮楔子、牙龈封闭剂、剪刀、橡皮障定位打孔模板。

3. 根管预备用物（图5-2）：各型钻针、拔髓针、根管锉、镍钛锉、髓针柄、螺旋充填器、清洁台、吸潮纸尖、牙髓锁镊、调拌刀、调拌板、水门汀充填器、显微镜、显微镜平面反射口镜、根管口探针、根管治疗测量尺、唇钩及夹持器、根尖定位仪、根管冲洗器、根管冲洗剂、根管润滑剂（EDTA）、氢氧化钙糊剂、暂时封闭材料、减速马达、减速手机、超声治疗仪、超声手柄及工作尖。

4. 根管充填用物（图5-3）：根管封闭剂、螺旋充填器、牙胶尖、刀片、侧压器（冷牙胶侧方加压根充用）、垂直加压器、携热器、回填仪。

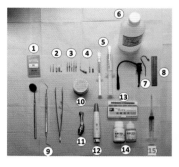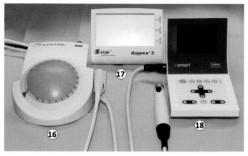

①拔髓针；②各型钻针及手用根管锉；③镍钛锉；④超声工作尖；螺旋充填器和指持式侧方加压器；⑤氢氧化钙糊剂和根管润滑剂（EDTA）；⑥根管冲洗剂；⑦唇钩及夹持器；⑧根管治疗测量尺；⑨显微镜平面反射口镜、根管口探针和牙髓锁镊；⑩清洁台；⑪减速手机；⑫超声手柄；⑬吸潮纸尖；⑭玻璃离子水门汀；⑮根管冲洗器；⑯超声治疗仪；⑰根尖定位仪；⑱减速马达。

图 5-2 根管预备的主要用物准备

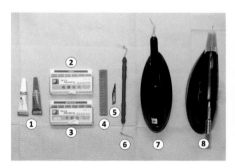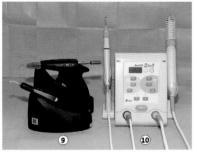

①根管封闭剂；②吸潮纸尖；③牙胶尖；④根管治疗测量尺；⑤刀片；⑥垂直加压器；⑦携热器；⑧回填仪；⑨分体式热牙胶充填仪；⑩二合一热牙胶根充仪。

图 5-3 根管充填的主要用物准备

【操作步骤及要点】

1. 术前准备

（1）术前拍摄 X 线片，推荐使用平行投照技术。必要时拍摄不同角度 X 线片或 CBCT。

（2）疼痛控制和术野隔离：局部麻醉，安装橡皮障隔离术野。

2. 髓腔进入和初预备：髓腔进入和初预备是指穿通髓腔，揭净髓室顶；修整髓室侧壁，形成便宜形。

髓腔进入和髓腔冠部预备的操作应按照以下步骤进行。

（1）确定患牙冠、根、髓腔的解剖位置：因为牙齿、髓腔的解剖是决定髓腔进入的关键因素，所以确定患牙冠、根、髓腔的位置是操作的首要步骤。通过观察牙冠与牙槽骨的关系和二者相交的角度，确定牙齿的位置。在附着龈上进行扣诊有助于确定牙根的走行。仔细研读术前 X 线片，可评估髓腔的位置、大小、顶底距离、钙化程度，还可估计根管的长度和近远中向的弯曲程度。术者通过对上述信息的了解和掌握，可以决定操作时钻针进入的长轴方向和深度。

（2）去除龋坏组织、修复体和薄壁弱尖，降低咬合：在进入髓腔前一定要去净龋坏组织，拆除牙冠修复体。去腐时应先将龋洞外围的龋坏组织清除干净，再向髓腔方向钻磨。拆除修复体和进入髓腔应分两步进行，修复体去除后的洞内应用冲洗液冲洗干净，或用湿棉球擦拭干净。若用压缩空气吹，需注意气枪孔的方向不要朝向根管口，并注意吹气的强度。洞口的修复体边缘也应去除干净，以免在后续操作过程中因需对洞口进行调整而使磨除的修复体碎渣掉落入根管，造成根管堵塞。去除腐质和牙冠修复体后，需适当磨除薄壁弱尖及无基釉质，同时降低咬合，为后续根管工作长度的确定提供一个稳固的冠方标志位置，也防止诊间、诊后牙齿劈裂。

（3）设计入口洞形

1）适应牙髓腔的解剖形态：最佳的入口洞形设计必须考虑以下解剖要素，即髓腔的形态和大小，以及根管的数目、根管口的位置、根管的弯曲程度和弯曲方向。不同的牙位应设计不同的入口洞形。洞形轮廓是髓腔外形在冠面的投影，确定各髓角或各根管口在拟进入的牙冠表面的投影位置，其圆滑的连线即为进入洞口的外形。前牙拟进入髓腔的牙面通常位于牙冠舌面，后牙通常为咬合面。

2）揭净髓室顶：揭净髓室顶并去除冠部牙髓有助于术者看清髓室底，定位根管口。彻底去除牙髓组织和残屑，还可防止牙冠变色和继发感染。

对活髓牙的治疗，去除冠髓可有助于定位根管口。在切断冠部牙髓后，根髓断面的细微渗血可提供根管口所处位置的信息。这种情况在发现额外根管的根管口时更可起到提示作用。

3）保留髓室侧壁、髓室底以及各根管口连续和自然的形态：髓室底呈拱形，比髓室侧壁的牙本质色深且暗，有一些标志样的暗区或暗线，根管口呈漏斗形态。上述解剖特征有助于寻找、分析、判断根管口的数目、位置、开口方向，根管的走行、弯曲角度以及钙化情况。髓室侧壁、髓室底和各根管口自然、连续的形态也有助于便宜形的设计和操作。

对根管口明显的患牙进行治疗时，一般不会遗漏根管。但对于髓腔有钙化物的患牙，需加强对髓室底的观察和探查，了解根管口的分布和根管走行，仔细辨别牙髓退缩后遗留在髓室底的微细颜色改变以及根管口的钙化形态。这些操作均应在清晰的视野下完成，入口过小会给操作增加困难。

（4）形成便宜形：便宜形是为使所有根管口能够暴露于入口视野中，根管器械能够无阻挡地进入根管深部而设计的髓腔入路形态。制备便宜形的同时，应不断地修整入口洞形。不完善的入路可引发髓腔侧壁穿孔（perforation）、根管内台阶形成（ledge）、根管内器械分离（instrument separation）、根尖移位（apical transportation）或拉开（zipping）等操作缺陷，最终导致治疗失败。在制作便宜形时，需在形成进入根管的顺畅通路的同时尽量保留健康牙体组织。

（5）定位根管口：定位根管口（root canal orifice location）的目的是使根管口，尤其是多根管牙的所有根管口更加易于识别和进入。其先决条件是已经形成了到达根管口部位的髓室侧壁直线路径，同时，还要彻底清理髓室，保持髓室底的完整、洁净和干燥。定位根管口的最佳工具是 DG-16 探针。可循着髓室底色素标志（如暗区、暗线）查找根管口，也可寻找髓室底颜色有改变或牙本质不规则的迹象，根据这些线索在髓室底根管口的解剖部位稍用力探查，能卡住（tug back）DG-16 探针针尖提示该位点有根管口存在。通过观察探针进入的角度了解根管的初始走行方向，以此确定根管口的位置和分布。有时还需用通畅或预备根管的技术修改根管口的位置、形态和朝向，将其做成漏斗状。术者应花费一定的时间来做根管口的预敞和修形，这一工作旨在加快后续治疗的操作进度并减少操作缺陷。在探查根管口的整个过程中，还应随时注意有无额外根管。当髓腔钙化较重，定位根管口发生困难时，应加强照明，辅以放大系统，如使用光纤照射仪、放大镜和显微镜，也可通过亚甲蓝给髓室底染色观察深染缝隙，或滴加 5.25% 次氯酸钠，注意密集的冒泡部位以发现那些未完全钙化的细小、隐蔽或额外、变异的根管口。

（6）去除根髓：选择与根管粗细相适应的拔髓针插入根管至近根尖区（离根尖狭窄部 2~3 mm 处），旋转拔除牙髓。若冠髓已经坏死，应先将 1%~5.25% 次氯酸钠溶液滴入髓腔，然后再拔髓。根管较细、较弯曲时，拔髓针难以到达根尖 1/3 区，可将根管锉插入根管，轻微旋转搅碎牙髓，然后冲洗，反复数次可去净牙髓。

（7）探查、通畅根管，建立根管通路：各根管口的位置确定以后，选用小号 K 锉（08 号、10 号或 15 号）自根管口向根管内插入，以探明根管的分布、走向和根管内阻塞物的情况。这种用于探查根管的小号 K 锉又称作根管通畅锉（patency file），使用时应常规在距锉针尖端 2~3 mm 处预弯，在冲洗液伴随下自根管口向根尖方向以 $15°~30°$ 轻微往返捻转进入，小幅提拉，遇阻力时不要向根尖方向强行施压。预弯的器械尖端在不断地往返转动进入过程中可以绕过或避开根管壁上的不规则钙化物及台阶，顺利地到达根尖部，建立起根管通路（patency），为根管预备做好准备。在建立根管通路的操作中，可伴随使用 EDTA 凝胶或溶液，还要以大量的冲洗液充盈、浸泡髓腔并反复冲洗，冲洗液推荐使用次氯酸钠溶液。

（8）预敞根管上段，确定根管工作长度和初始工作宽度：通畅根管后，要用开敞锉对根管口进行预敞和修形，重塑根管口的形态或朝向，将其做成漏斗形状，以利后续治疗操作的顺利进行，提高速度，减少缺陷。接下来，在患牙术前平行投照的 X 线片上量取由切端或牙尖至根尖的长度，将此值减 1 mm 作为估计工作长度。通畅锉连接根尖定位仪后进入根管确定根尖狭窄部，以此作为操作止点。

将锉针上的橡皮止动片固定在牙冠切端（前牙）或洞缘（后牙），取出锉针量取其尖端至止动片的距离确定为根管工作长度（working Length，WL）。若用根尖定位仪不能成功获得工作长度，可按照估计工作长度将通畅锉插入根管拍摄诊断丝 X 线片，再调整确定工作长度。在通畅锉的基础上，逐号增大锉针以工作长度进入根管，测量根尖狭窄部的宽度，最终将那支能够抵达全工作长度、又不超出根尖孔且锉尖有紧缩感的锉针定为初锉（initial apical file, IAF），或称为初尖锉，代表根管初始工作宽度。以根管工作长度为纵向限制，以根管初始工作宽度为横向切削基线，开始下一步的根管清理和成形。

3. 根管清理和成形　根管清理是采用机械切削的方法，将根管空间内的绝大多数有形物质和感染物质从根管壁剥离开，再通过液体冲洗和化学消毒的方法将根管内的感染物质带出和溶解。根管系统内的感染物质包括病变的牙髓组织、细菌及其产物、感染的充填材料、牙本质屑、感染的根管壁等。感染的根管壁是指细菌及其毒素侵入的牙本质，研究发现其侵入深度可以达到 200 ~ 500 μm，因而在预备过程中需要切除一定厚度的牙本质壁，以保证感染物质的清除。

根管成形是通过机械切割使根管形成特定的形状，包括锥度形态和根尖止点。锥度是指根管自根尖部向冠方每行进 1 mm 直径增加的尺寸，是长度和宽度的综合指标，用以描述根管的立体形态。将根管管径扩大，形成由根管口向根尖孔管径逐渐减小、管壁连续流畅的锥体形态，以保证冲洗液充分进入根管深部，并允许液体向冠部回流。这样的形状也为根管消毒药物的放置提供了良好的空间和通道，同时也利于根管充填的操作，允许各种加压充填器械进入根管深部。但在这一操作过程中，应尽可能保存牙体组织，以维护患牙的抗力。

根尖止点是指在根管的根尖部用器械制备出一个类似底托的形状，以限制器械、充填材料和药物超出根尖，避免对根尖周组织的医源性刺激，也被称为根尖挡，是根管预备的终止点。根尖止点的

位置应为牙本质 – 牙骨质界的牙本质方，尽量不要损伤和破坏由牙本质 – 牙骨质界形成的根尖狭窄，应保持其原有的解剖位置和形态。

（1）工作长度

根管的工作长度（working length, WL）是根管预备和根管充填的范围，指从牙冠部参照点到根尖牙本质 – 牙骨质界的距离，牙本质 - 牙骨质界通常位于根管最狭窄处。一般选择切端、牙尖或洞缘作为冠部参照点。

牙本质 – 牙骨质界是牙本质和牙骨质两种硬组织的交界，也是牙髓与牙周两种软组织的分界，通常位于根管的最狭窄处。因此，临床上将根管最狭窄处作为牙本质 – 牙骨质界的标志。

解剖根尖（anatomic apex）是指牙根外形上的顶点或末端（tip or end of the root）。X 线相根尖（radiographic apex）是指从 X 线片上看到的牙齿根尖部。

根尖孔（apical foramen）是解剖学概念，是指根管在根尖区的主要开口；多数根尖孔并不开在根尖顶端，而是位于解剖根尖的侧方。副根尖孔（accessory foramen）是根面上与侧支根管或副根管相连的开口。

根尖狭窄（apical constriction）是解剖学和临床概念，是根管在根尖区直径最小的地方，一般距离根尖顶端 2 mm，处于离根尖孔中心点的垂直距离为 0.5 ~ 1 mm 的位置。从根尖狭窄处到根尖孔，根管呈外敞形。

1）确定工作长度的临床考虑：测量工作长度时，髓腔预备应已完成，开髓孔和髓腔应与根管口形成直线通道，保证小号的 K 锉（8 号、10 号或 15 号）能无障碍地到达根尖区。小号的不锈钢 K 锉是寻找和疏通根管以及测量工作长度的最佳工具。

工作长度一般应精确到 0.5 mm 范围。因此，牙冠部的参考点应该在治疗过程中保持不变。需要调整咬合的牙齿应先调磨，最好不选充填体或薄弱的牙尖作为参考点。参考点应与被测量根管的直线通道邻近，避免测量过程中根管锉柄部弯曲。

2）确定工作长度的方法：确定工作长度的方法主要有根尖定位

仪测量法和 X 线片估测法（根尖 X 线片诊断丝法）。根尖定位仪测量法简便、快捷、准确，也减少了 X 线辐射；根尖 X 线片诊断丝法采用根管锉插入根管达预估根尖位置后，以平行投照技术拍摄根尖 X 线片。

A. 根尖定位仪测量法：根尖定位仪（apex locator）测量法又称电测法，是目前临床上最常用的根管长度的测定设备，其准确率可达 90% 以上。根尖定位仪可以分为电阻抗型和频率依赖型。

电阻抗型根尖定位仪的工作原理：牙周韧带和口腔黏膜之间的电阻抗值是一个常数。Suzuki（1942）的实验研究发现狗牙牙周膜与口腔黏膜间的电阻恒定为 6.5 千欧，从而成为大多数根尖定位仪的理论基础。将这一常数设置于根尖定位仪的循环电路中，定位仪的一端（唇夹）接触口腔黏膜，另外一端和根管锉相连，在锉进入根管到达牙周韧带（根尖孔）时，阻抗和设置值一致，帮助临床医生确定工作长度。测量要求干燥的操作环境，根管内血液、渗出液较多时，影响测量准确性。其他的电子物理效应也会影响定位仪的正常工作。

现在临床使用的多为频率依赖型定位仪，工作原理是通过比较高频信号和低频信号之间的比率差异来确定工作长度。锉向根尖区进入时，这一比率发生改变，当锉到达根尖狭窄时，该比率变化最大。该法的优点是可以在潮湿环境（冲洗液、脓液、血液）下工作，且输出电压小，消除了有些患者偶尔产生的刺痛感。测量时要求锉与根管壁贴合。频率依赖型定位仪稳定性和准确性较高，具有简便、快速、准确、可以减少 X 线照射的优点，但是仍然受到根管内电解质、根尖解剖形态及大小的影响，有金属修复体、牙根吸收的患者使用受到局限。

根尖定位仪测量法还不能完全取代 X 线片估测法，须两者结合使用。

B. X 线片估测法（radiographic method）：X 线片估测法也是临床上比较常用的工作长度的测量方法。具体方法：将冠部参考点到短于 X 线片根尖 1 mm 处的距离记录为该牙的"估计工作长度"。若

X线片上所看到的器械尖到预定的操作终点（根尖内1mm处）的距离小于3mm，可由"估计工作长度"值直接加或减去上述距离值，计算出工作长度。若该距离值大于3mm，说明第一张X线片有明显失真，应重新投照X线片。根管锉针作为诊断丝，插入根管至有轻微阻力感时拍摄X线片，也可以帮助确定工作长度，也称为诊断丝片。

但当遇到根尖孔未发育完成的年轻恒牙、钙化根管、过度弯曲根管、根尖区有吸收的根管时，手感往往并不准确。对于根尖孔宽大的患牙，还可用纸尖轻轻地插入根管到达根尖区，根据纸尖尖端的浸湿部位估计根尖孔的位置。对于根尖区吸收、穿孔或过度预备，根尖狭窄处丧失的病例，纸捻法可以作为辅助手段。

（2）工作宽度：根管清理过程中，除了要将根管腔中的内容物去除，对于感染根管还需将根管壁200~500μm厚的细菌侵入层清除掉，根管成形的过程也需切削根管壁牙本质，这就涉及根管横向切削起止点的确定。初始工作宽度（initial working width，IWW），即根管的原始宽度，代表根管横向切削的起点，在根尖区则反映根尖狭窄的大小，临床上通过确定初锉来测量这一指标。终末工作宽度（final working width，FWW）是指根管预备后水平向的尺寸，代表根管横向切削的止点，指示去除根管壁牙本质进行清理和成形的横向范围。通常以主锉号数表示在根尖部形成的根尖挡宽度，更是确定根管充填选取主牙胶尖的依据。主锉应大于初锉3个ISO标准号（Grossman原则），在根管冠段以根管预备成形的锥度代表。

（3）根管预备：根管预备的技术主要有两种。①步退技术（step-back technique）：以直径较小的器械从根尖部开始预备，随着器械直径增加逐步向冠方后退。②冠向下技术（crown-down technique）：先使用直径较大的器械预备根管上2/3部分，再用直径较小的器械逐步深入预备到根尖部。

还有一种组合方法结合了上述两种技术：从冠方根管开始预备，以直径大的机用器械为主，然后再预备根尖部，按照由小到大的顺序使用器械，逐步向冠部移动。这种方法也被称为双敞技术

（double-flared technique）或步进技术（step-down technique）。步退技术和冠向下技术实施的先决条件均要求根管已充分疏通。

下面重点介绍步退技术和冠向下技术。

1）步退技术：步退技术的操作过程是确定工作长度后，以小号器械从根尖部开始预备，按顺序增大器械号数，器械进入根管的深度逐步向冠方后退，逐渐形成根尖部根管的锥度形态。多使用手用不锈钢器械以锉法完成步退法根管预备。

A. 探查并通畅根管：根管通畅锉（canal patency file）是根管预备前的"侦察兵"，多采用 8 号或 10 号预弯的不锈钢 K 锉。探查内容包括根管的走向、弯曲程度及内容物，并做到根管通畅。根管的弯曲方向和角度可依据术前 X 线片和根管通畅锉探查情况确定，尤其是颊舌向弯曲。根管不通畅时，要将根管通畅锉预弯，尖端蘸上润滑剂（EDTA、Glyde、RC-Prep 等），往返捻动旋转 2 ~ 3 次，然后小幅度提拉；重复上述操作，直到预弯的锉针达到工作长度，并能无阻力地进出根管。

B. 确定工作长度（WL）和初锉（IAF）：临床确定工作长度最常用的方法包括 X 线片估测法和根尖定位仪法，此外还常结合手感法、纸尖法。疏通根管后，从通畅锉开始逐号增大根管锉探入根管，能达到工作长度（即到达根尖狭窄处）且在抽出时有紧缩感的最大号锉称为初锉或初尖锉（initial apical file，IAF），用以指示根尖部的初始工作宽度。准确地确定初锉非常重要，它标志着根管预备前根尖直径的大小，是切割根管壁的基线。

C. 根尖部预备：初锉蘸取根管润滑剂，用捻转手法插入根管，达到工作长度后，用提拉法进行根管扩大，直到器械无阻力地达到工作长度。充分冲洗和回锉后更换下一号器械，依次将根尖部预备至比初锉至少大 3 个标准号。例如初锉为 20 号，根尖预备顺序则为 20 号—25 号—20 号（回锉）—30 号—20 号（回锉）—35 号—20 号（回锉），主锉则为 35 号。根管预备过程中，在换下一号锉预备之前，常使用小号锉再次进入根管达到全工作长度，以消除台阶、带出残屑、保持根管通畅。因此，回锉是一个操作动作，并非某一支锉。

回锉操作所用的器械可选通畅锉、初锉或前一号锉。对于弯曲狭窄的根管，至少预备到 25 号。每更换一次器械，使用 2 ml 冲洗剂冲洗根管。完成根尖预备的最大号锉即为主锉或主尖锉（master apical file，MAF），用以指示根尖部的终末工作宽度。

D. 根中部预备：当根尖区预备完成后，每增大一号根管锉，进入根管的长度减少 1 mm。当主锉小于 60 号时，一般做 3 ~ 4 mm 的后退预备。如果主锉大于 60 号，后退扩大 2 号即可。例如，主锉为 35 号，工作长度为 20 mm，逐步后退 1 mm 从 40 号开始，顺序为 40 号（19 mm）—35 号（20 mm 回锉）—45 号（18 mm）—35 号（20 mm 回锉）—50 号（17 mm）—35 号（20 mm 回锉）—55 号（16 mm）—35 号（20 mm 回锉）。逐步后退时，每次都要用主锉回锉，以维持根管通畅，防止根管堵塞。也可以每次步退 0.5 mm，预备后根管中部的锥度更大，更加利于之后的加压充填。注意冲洗和及时用小号锉针回锉，保持根管通畅，防止阻塞和台阶形成。

E. 根管冠部预备：顺序使用 1 ~ 3 号 G 钻预备根管中上段，换大一号 G 钻时，操作长度减少 2 mm 左右，避免过度切削。冠部根管扩大后，再用主尖锉回锉根管，以使管壁光滑，根管通畅。

步退技术简便易学，容易掌握，对于大部分根管安全有效。但是，步退技术多采用手用器械从根尖部开始预备，锉针切割面积大，耗时费力；同时随着锉针直径增加，管壁限制器械，出现"活塞运动"，导致残屑堵塞根尖或推出到根尖周组织，容易发生诊间急症；用直径大的不锈钢器械预备弯曲根管后容易造成根管形态偏移，根管拉直，出现台阶、侧穿或工作长度丧失等缺陷。

2）冠向下技术：冠向下技术依据外科清创原理，核心是先使用直径较大的器械进行根管冠 2/3 预备，然后再用直径小的器械向下深入预备根尖区，用大号器械为小号器械向根尖区深入提供空间。现在临床上医生多采用大锥度机动旋转镍钛器械冠向下预备技术来完成预备，在扭矩和速度可监控的马达驱动下，器械以连续旋转切割的方式工作。

相比于步退技术，冠向下技术首先去除了根管冠部的阻力，以获得良好的进入根尖 1/3 的通道，使进入根管内操作的器械受到的冠方束缚减少，避免了"气缸活塞效应"。冠向下技术预展开根管冠部，有助于预弯的根管锉进入根尖区，术者预备根尖部时有更好的手感，更容易控制器械尖端，可以避免根管形态偏移。同时，冠向下技术预备根尖 1/3 之前大部分根管感染物已去除，碎屑推出减少，术后并发症发生率降低。先进行根管上部预备也有利于冲洗液进入根管深部。但是冠向下技术常采用镍钛旋转器械作为预备工具，需要操作者具备一定的临床经验，有较好的判断力和手感反馈的经验，否则易形成台阶和侧穿。

冠向下技术操作注意事项如下：

A. 手用锉先行通畅根管，确定初始工作宽度。定位通畅根管后，手用锉初步预备至少达到 15 号，再开始使用旋转镍钛器械预备。

B. 限定扭矩，恒定低速旋转。转速和扭矩按照操作说明设置，通常转速为 300 rpm，扭矩为 2.5 N·cm。扭矩控制相当于旋转器械的安全阀门，主要用于预防扭转折断——当锉针卡入根管壁内，马达感受到器械承载的扭矩到达设定值时，即自动停止转动并随即反转，使嵌入根管壁的锉针刃松脱并退出根管。另外，注意设定在马达上的减速比需与所用机头相一致，如两者均为 16∶1，这样大小齿轮匹配，最终输出的转速才与设定速度相符。

C. 锉针开敞根管上段后，按照产品建议的器械使用顺序或号数逐渐向根管深方伸入直至达到全工作长度。操作中勿向根尖方向施压，不要跳号，保持外拉手力。

D. 每支器械以旋转状态在一根管中上下提拉 3～4 次即可，勿在同一根管深度停留时间过长或反复操作，防止锉针于弯曲根管发生疲劳折断。

E. 锉针在根管内遇阻力停转时，勿慌张，勿硬拔，按反转钮取出器械。

F. 换大号锉进入根管遇到困难时，重用预弯的小号手用锉探查、回锉、疏通根管。

G. 锉针需在润滑剂（如 EDTA 凝胶）伴随下操作，每次换锉须大剂量充分冲洗。

H. 完成镍钛锉系列预备后，可用末锉同号的 ISO 手用锉检查根尖止点是否形成并量取其宽度，以找到能达到全工作长度的最大号锉作为主锉，来确定终末工作宽度。

I. 锉针用后随手擦除碎屑，清洁后高温高压消毒；遵守产品指导使用限次；使用前、后均须仔细检查锉刃是否有螺纹松解、旋紧或闪点等异样表现，及时废弃可疑有损的器械。

4. 根管消毒　根管治疗是利用机械预备和化学消毒等感染控制措施去除根管系统内的感染，再通过严密的根管封闭防止微生物再次定植。由于根管内的感染物常常以生物膜的形式存在于玷污层和牙本质小管内，很难通过机械切割方式进行完全清理；而且根管系统结构错综复杂，根尖部根管横截面有时甚至呈筛孔状，加之侧副根管、根尖部根管分叉、根管峡部等这些根管系统的复杂结构，单纯采用机械预备方法并不能达到理想的根管清创效果。因此，需要使用化学药物清除或中和感染根管内的微生物及其产物。

在根管清创的过程中，机械预备和化学消毒是相辅相成、互为补充的重要步骤。机械预备时根管器械将被感染的牙本质切除，同时使根管腔变得开敞和通畅，有利于化学药物到达根管深部发挥作用。而同时利用化学药物的杀菌和渗透作用，在根管内使用化学消毒制剂，联合应用多种化学药物，并结合其他动能冲洗设备加强冲洗效果，可以最大限度去除根管内感染。对于感染根管，在各疗次间可将根管消毒药物充填于根管内，起到进一步抑菌和物理屏障防止再感染的作用。

（1）根管冲洗：根管冲洗是在根管治疗过程中预备根管时，将化学药液通过冲洗器注入根管，或联合超声波、声波、激光等动能设备辅助进行强化灌洗。一方面是通过流体冲刷起到清除切削下来的牙本质残屑的作用，另一方面是通过化学药物杀灭或抑制根管内感染微生物，溶解坏死牙髓组织，中和毒素，并起到润滑作用。

目前临床上常用的根管冲洗药物包括抗菌剂次氯酸钠和氯己定

以及金属螯合剂等，尚无任何一种单一的冲洗剂能达到全部的冲洗目的。

1）常用根管冲洗液

A. 次氯酸钠（sodium hypochlorite，分子式 NaClO）：次氯酸钠是应用最为广泛的根管冲洗药物，具有广谱杀菌、组织溶解、中和细菌毒素的能力，并具有一定的润滑功能。临床使用的次氯酸钠溶液浓度为 0.5%~5.25%，2.5% 以上的次氯酸钠具有溶解有机组织的作用，且随着浓度增加，杀菌效果和组织溶解能力逐渐增强。

次氯酸钠溶液冲洗根管常与根管机械预备伴随，也作为根管预备完成后的终末冲洗。利用次氯酸钠溶液进行根管冲洗时医患双方均应做好隔离防护，避免将次氯酸钠推出根尖孔造成根尖周组织损伤，治疗使用橡皮障避免灼伤牙龈和口腔黏膜，也应避免次氯酸钠溶液溅出接触眼睛，或造成衣物损坏变色。对于有含氯消毒剂过敏史的患者，可以考虑换用氯己定或其他根管消毒剂。

B. 乙二胺四乙酸（ethylene diamine tetraacetic acid，EDTA；分子式 $C_{10}H_{16}N_2O_8$）：临床用作根管冲洗剂的是浓度为 17% 的 EDTA 二钠盐溶液，通过与根管壁表面及玷污层中无机物成分起螯合作用，将玷污层清除并暴露牙本质小管。临床上通常将 EDTA 冲洗放在根管机械预备完成后，EDTA 与次氯酸钠配合使用交替冲洗根管可促进次氯酸钠的杀菌效果。但是在终末冲洗联合应用时应注意：次氯酸钠与 EDTA 接触后，会使游离氯浓度降低，次氯酸钠组织溶解能力下降；与氯己定混合会产生白色雾状沉淀。

C. 氯己定（chlorhexidine，CHX；双氯苯双胍己烷）：氯己定商品名为洗必泰，是一种阳离子表面活性剂，可以吸附于细菌胞壁等带负电荷的物质表面，因而具有广谱抗菌的特性。它可吸附在根管壁表面，在根管系统中保留抑菌活性长达 12 周，进而减少细菌繁殖，因此多用于严重感染根管和再治疗根管的终末冲洗，其在根管壁发挥缓释功能，延长根管内的抑菌时间。临床上所用 0.2%~2% 的葡萄糖酸氯己定溶液具有稳定、长效的广谱抗菌特性，作为根管冲洗剂使用时质量浓度为 2%。

但是，氯己定既不具有溶解坏死组织的能力，也不能去除玷污层和细菌生物膜。需注意的是，氯己定与次氯酸钠混合会产生有细胞毒性和致癌性的橘红色沉淀物氯苯胺（PCA），还会堵塞牙本质小管造成牙本质小管通透性降低，影响冲洗剂对深部牙本质的杀菌效果，也会影响根管充填的封闭性。因此，在使用氯己定进行根管终末冲洗时，需用生理盐水或蒸馏水先将根管内的次氯酸钠替换出来。

2）根管冲洗方法：根管冲洗往往和机械预备根管同时进行，不容忽视。下面介绍常用的冲洗器械、辅助设备和冲洗技术。

根管预备过程中，多采用手用冲洗器进行次氯酸钠冲洗，但是牙根被包绕在牙槽骨中，由于根尖部根管存在"气锁效应"（vapor lock effect），手用冲洗器很难将冲洗液输送到相对封闭的根尖部根管，导致感染物残留。气锁效应是指液体进入末端闭合的毛细管时，气体栓于毛细管末端，使液体无法完全渗透的现象。为此，在根管冲洗过程中应用各种动能辅助冲洗设备，可以活化或促进化学药物发挥作用，使之进入根管深部并促进液体回流，最大限度去除根管内感染。

A. 传统手用冲洗器冲洗：根管冲洗器的作用是将冲洗剂推送入根管深部，不妨碍根管内液体向冠方回流。冲洗器尖端管径、开口设计和进入根管深度会影响根管冲洗的效果。临床推荐使用 5 ml 专用根管冲洗器针头：27 号管径 0.4 mm，30 号管径 0.3 mm，尖端为平头或盲端，针头开口于针管侧方，保证针管与根管壁之间留有液体回流的空间。

在根管治疗第一步进入髓腔后即需在髓腔和根管内注满冲洗剂，所有机械预备过程都要在根管内有冲洗剂的湿润条件下进行，保持根管湿润。保证对根管进行频繁大量的灌洗，每次更换根管机械预备器械时使用约 2 ml 冲洗剂进行冲洗。整个机械预备过程中，每个根管使用 10～20 ml 冲洗剂。冲洗过程中上下小幅提拉冲洗器，轻轻推送冲洗剂针栓，切勿向根尖施加过大压力。冲洗器针头尽可能插入根管深部，避免卡压太紧导致回流不畅，防止将冲洗剂和根管内碎屑推出根尖孔。建议在冲洗过程中使用橡皮障，既能防止新的感染进入髓腔，也便于使用次氯酸钠等化学药液时对患者进行保护。

B. 超声冲洗（ultrasonic irrigation）：超声波是一种频率大于25 kHz 的声能，超声冲洗或荡洗的工作原理是利用超声波在根管中液体里的声流作用、空穴作用，促进冲洗液发挥作用。超声冲洗过程中可以使用不具有切削功能的光滑金属丝或 15 号至 25 号超声 K 锉进行根管超声荡洗，避免根管拉直、根管壁穿孔。

与传统手用注射器冲洗相比，被动超声冲洗联合次氯酸钠溶液和 EDTA 溶液荡洗能更好地去除根尖区与根管不规则区、根管峡部的微生物、牙本质碎屑、玷污层等，提高根管冲洗效果。超声冲洗或荡洗建议在根管机械预备完成后进行。

C. 声波冲洗（sonic irrigation）：声波不同于超声波，超声波设备工作频率为 25 ~ 40 kHz，声波冲洗设备（如 Endo Activator、Eddy、Sonicare Canal Brush 等）工作频率较超声波低（0.05 ~ 6 kHz），振幅较大，产生的剪切应力小。声波冲洗的原理是利用声波在根管中对液体产生的机械振动，加速打破根尖部根管的气阻，使冲洗液顺利进入根尖区。

此外，在根管冲洗过程中，可以在根管内置入器械至根尖段进行搅动，使冲洗液进入根尖部根管，例如采用镍钛合金丝制成的机动旋转荡洗锉针（XP-endo Finisher, M3- Max），小锥度或无锥度，勺形末端。锉针在根管内可随根管粗细而伸展或压缩，增加了与根管壁的接触范围，在器械旋转过程中弧形勺背抽打根管壁，刮除不规则根管壁上的贴附物，同时更强地搅动根管内的液体，促使根尖部液体与根管中上部液体交换，从而增加根管清洁的效果。

除此之外，也可采用激光活化荡洗、负压冲洗系统和 GentleWave 等动能冲洗方式。

3）根管冲洗策略：根管冲洗的策略简单概括为冲洗先行、频繁大量、贯穿始终。根管冲洗的工作流程如下：进入髓腔后，即于髓室内滴入次氯酸钠冲洗液充盈，充分浸泡髓室和根管，并在髓腔初预备和根管机械预备全过程中，每次更换根管器械均使用 2 ml 次氯酸钠溶液充分冲洗。整个机械预备过程均以次氯酸钠冲洗剂伴随，直至完成根管预备。

机械预备全部完成后，即可以进行终末冲洗。终末冲洗前根尖部预备应充分，建议根尖部至少预备到 30 号（尖端直径 0.30 mm），以便冲洗器针头到达根管的根尖区域。

终末冲洗首先选用次氯酸钠冲洗液，应使用足量次氯酸钠冲洗液充分冲洗每个根管，直到冲洗液清亮；再用 EDTA 溶液冲洗以清除玷污层；最后使用次氯酸钠冲洗液，以替换掉根管内的 EDTA，并使其渗入开放的牙本质小管中。在上述操作过程中，为保证冲洗液进入根管深部，可配合使用各种辅助动能冲洗方法，如超声、声波、激光、负压吸引或机械搅动等措施，对化学冲洗药液进行活化；或每个根管换化学冲洗液 3 次，间隔用有水模式超声冲洗 20 秒，共 1 分钟，以增加冲洗效果。对于严重感染根管，尤其是窦道溢脓或再治疗的患牙根管，推荐采用 2% 氯己定作为终末冲洗液，但应先以水等去除机械预备时留在根管内的次氯酸钠或 EDTA。

简而言之，多种冲洗液联合应用的根管冲洗策略可以获得互补或增强的效果，比单独应用一种冲洗液具有更好的清除根管细菌的作用。

（2）诊间封药：根管封药的目的是通过在根管内放置抑菌杀菌的化学药物，进一步减少根管预备后根管内残留的细菌，并形成物理屏障，防止根管内残留的细菌再度繁殖和冠方渗漏。目前提倡使用杀菌力强的糊剂，药物需与根管壁接触并密封髓腔。封药时间一般为 1~2 周，若患牙无不适症状，根管内无渗出，即可进行后续治疗。

1）常用根管封药

A. 氢氧化钙〔calcium hydroxide，分子式 Ca (OH)$_2$〕：氢氧化钙糊剂是目前临床中最为常用的诊间抗菌消毒药物，强碱性（pH 12.5~12.8）。一般将氢氧化钙粉与生理盐水调拌成糊状，或采用成品的水基氢氧化钙，将糊剂封入根管 1~2 周，如需要长时间封药（大于 1 个月），可以选择油基氢氧化钙药物如 Vitapex。

B. 氯己定（chlorhexidine，CHX）：氯己定可单独作为根管消毒药物用于诊间封药，也可与氢氧化钙联合使用。研究证实氯己定凝胶与 Ca (OH)$_2$ 混合作为根管内封药具有很好的杀菌效果，能更有效地清除粪肠球菌感染。

C. 其他根管封药：近来，抗生素封药出现在再生性牙髓治疗中，治疗中使用甲硝唑、米诺环素和环丙沙星三联抗生素进行根管消毒。欧洲牙髓病学会提出，由于三联抗生素的抑菌效果与氢氧化钙没有明显差别，且米诺环素可能会引起牙齿变色，推荐在再生性牙髓治疗中使用氢氧化钙封药。酚类、醛类如甲醛甲酚、樟脑酚等药物根管内杀菌力强，但其毒性也大，生物相容性差，由于安全性问题，近年来的应用越来越少。

2）根管封药的临床操作要点：诊间根管封药首选的药物是氢氧化钙制剂。根管一般需预备至 25 号或以上，干燥根管后，用根管锉、纸尖、螺旋充填器或超声锉将药物糊剂导入根管，或使用成品注射头直接将药物注入根管内，并使药物尽量充满根管。

氢氧化钙制剂的有效作用时间一般为 1~2 周，故封药时间应在此时限内；如需延长药物作用时间，应定期更换新的药剂直至完成整个治疗。患牙无不适症状、根管内无渗出，即可进行后续治疗。

根管内封药的取出可以采用次氯酸钠冲洗液冲洗，并辅助使用超声或其他辅助手段，比如应用机动勺形末端的小锥度细根管锉，可有效清理不规则区域根管壁上的封药糊剂。

5. 根管充填　根管充填（root canal obturation）是利用具有生物相容性的材料，将经过清洁和成形的根管系统进行严密的充填和封闭，是根管治疗的重要步骤。在已完成根管清洁和成形的基础上，根管充填的目的在于通过严密的填塞，封闭根管系统，消除病原体进入根管系统的途径，并隔离残留于根管中的病原体，以达到预防根管系统再感染的目的，为防治根尖周组织疾病创造有利的生物学环境。

目前，临床最常用的根管充填方法是冷牙胶侧方加压技术和热牙胶垂直加压技术。

（1）冷牙胶侧方加压技术：侧方加压技术（lateral compaction technique）是最经典的根管充填技术，适用于多数根管的充填，常常被用作评价新技术优劣的比较标准。其操作方法如下：

1）充填前准备

A. 试主牙胶尖：依据终末工作宽度选择 ISO 标准（锥度 0.02）牙胶尖作为主牙胶尖。主牙胶尖需满足的条件：能达到工作长度，在根尖部与根管壁紧密贴合，取出时根尖部有回抽阻力，同时在根中、上 1/3 与根管壁之间有一定的间隙，以使侧压器进入。可插入主牙胶尖拍 X 线片确认。

B. 选择侧压器：与主尖锉匹配，宽松到达且不超出工作长度，并与根管壁之间留有空间。对于弯曲根管，可预弯侧压器或选用镍钛合金侧压器。

C. 根管的准备：完成根管冲洗后，用吸潮纸尖彻底干燥根管系统。

D. 调制根管封闭剂：严格遵守所选用根管封闭剂的产品说明书要求的粉液比或双糊比进行混合。调制好的封闭剂为奶油状糊剂，要求质感细腻，黏稠度适当。

2）根管侧方加压充填

A. 放置根管封闭剂：可用纸尖、牙胶尖或螺旋充填器将封闭剂均匀地覆盖在根管壁上。

B. 放置主牙胶尖：将选好的主牙胶尖尖端蘸少许封闭剂，缓慢插入至标记长度。

C. 侧方加压主牙胶尖：沿主牙胶尖一侧插入侧压器，侧方加压并旋转 90°~180°，将主牙胶尖压向根管壁一侧，随即旋松和取出侧压器。

D. 充填辅牙胶尖：辅牙胶尖型号可与侧压器相同或小一号。其尖端蘸少量封闭剂，插入侧方加压形成的间隙中，并到达侧压器进入的深度。再次侧方加压，插入辅牙胶尖，直至侧压器只能进入根管口 2~3 mm。

E. 处理髓室、冠部暂封：齐根管口切断牙胶，向根方做垂直加压。用棉球擦净髓室，暂封髓腔。

3）拍摄X线片：根充后即刻拍摄X线片，判断根充效果。

A. 恰填：X线片显示根充材料致密，充填物距X线片根尖端0.5～2.0 mm，且根尖部无X线透射的根管影像。

B. 欠填：X线片显示根充不致密，充填物距X线片根尖端大于2 mm，或在充填物根尖部仍见X线透射的根管影像。欠填者应重新进行根管预备和充填。

C. 超填：X线片显示根充物超出根尖孔。如根充致密，充填材料超出根尖孔，则不需要将根管充填物取出。如根充不致密，充填材料超出根尖孔，则视为根充不合格，需取出根充物重新根充。

（2）热牙胶垂直加压技术（以连续波充填技术为例）：热牙胶垂直加压技术利用牙胶加热后熔融、可流动、易塑形的特点，不仅使牙胶与根管形态有良好的适合性，还易于进入侧支根管。目前临床上广泛采用的热牙胶垂直加压技术的具体操作方法如下：

1）充填前准备

A. 试主牙胶尖：选择合适的主牙胶尖是热垂直加压技术成功的重要步骤。使用热垂直加压技术应选择非ISO标准、大锥度的牙胶尖，锥度与所预备的根管尽可能相一致，尖端直径用牙胶尖测量尺修整至与根管预备终末锉尖端直径相一致，并标记工作长度。主牙胶尖达到工作长度时应与根尖部根管壁紧密贴合，取出时有回抽阻力，在根管中上段也应尽可能与管壁相贴合，可插入主牙胶尖拍X线片确认。

B. 试垂直加压器和携热器：可选择2～3支垂直加压器，分别与根尖部3～4 mm、根中1/3和根管口相适合。垂直加压器放入根管内，既要达到所需要的长度，与根管壁相接触，又不被卡压。选择的携热器工作端可以达到距根尖3～5 mm的位置，用止动片标记长度。

C. 根管的准备：完成根管冲洗后，用吸潮纸尖彻底干燥根管系统。

2）根管垂直加压充填

A. 放置主牙胶尖：用主牙胶尖的尖端6 mm均匀蘸取薄层封闭

剂，插入根管至标记长度。如遇扁根管，则可以加入辅牙胶尖。

B．垂直加压充填：用携热器（设定加热温度为200℃）工作端齐根管口烫断牙胶，用大号的垂直加压器向根尖方向加压。随后携热器工作端进入根管，向根尖方向加热并加压3~4秒后，使携热器停止加热并保持加压片刻，再加热1秒，停留1秒，然后迅速取出，将包裹在携热器工作端的牙胶带出，再用手用垂直加压器压紧根管内变软的牙胶。如此重复1~2次，至仅余留根尖部3~5mm的牙胶。完成根尖部的充填后，可以拍X线片检查根尖部充填情况。如患牙需要桩核修复，则不需要回填，直接修复。

注意：携热器工作端在根管内的加热时间不能过长，以免引起牙周膜的热损伤；加热变软的牙胶应使用垂直加压器压紧，以免出现气泡或缝隙；携热器工作端进入根管内的深度应达距根尖3~5mm处，既要避免加热过深造成超充，也要避免加热不足造成根尖部充填不密合。

C．充填根管冠方（回填）：回填可选用注射式热牙胶充填技术完成。将注射枪工作端插入根管至与已充填牙胶相接，边注入热牙胶边回退，后用手用垂直加压器压紧牙胶。如此重复1~2次，直至填满根管。

D．处理髓室、冠部暂封：用乙醇棉球擦净髓室，暂封髓腔。

3）拍摄X线片：根充后即刻拍摄X线片，判断根充效果。

4）暂封：需较长期观察时，则建议使用玻璃离子水门汀类或复合树脂类材料。

6．冠部缺损的修复：根管充填完善后应及时对冠部缺损进行修复，以避免由于冠方渗漏引起根管系统的再感染。如冠部剩余牙体组织较多，有足够的抗力，可采用复合树脂直接粘接修复；如牙冠缺损较大，尤其是后牙边缘嵴丧失，剩余牙体组织薄弱，则复合树脂修复后还应进行全冠修复，或直接采用桩核冠修复，以防牙齿劈裂。永久修复的时机和修复方式还要考虑原发疾病的诊断、根尖周病变的大小、根管治疗疗效判断等因素进行合理选择。

【术中护理配合】

术中护理配合见表 5-2。

表 5-2　根管治疗的术中护理配合

医生操作	护理操作
局部麻醉	• 参见第三章第二节"局部麻醉"
安置橡皮障	• 参见第三章第三节"橡皮障隔离术"
设置显微镜	• 协助医生设置显微镜
去腐	• 安装手机及钻针；吸唾，及时吹干口镜，保持视野清晰
髓腔进入和冠部预备	• 遵医嘱在牙科手机上安装合适钻针，及时使用三用枪及吸引器管，保持术野清晰。传递根管口探针及小号根管锉 • 必要时根据医嘱准备超声工作尖，功率设置为 10 ~ 12 挡，去除冠方钙化物
牙髓摘除（必要时）	• 对于粗大根管及成形牙髓，将装有次氯酸钠液的冲洗器递予医生，再将拔髓针递予医生，同时协助医生用纱卷清除残留在拔髓针上的牙髓组织
根管长度确定	• 准备根尖定位仪，安装唇钩并置于患者口角，将夹持器递予医生。准备根管治疗测量尺 • 传递根管锉，将根管润滑剂（EDTA）放置于玻璃板上，供医生使用 • 将根管测量仪的夹持器递予医生 • 将根管治疗测量尺递予医生，测量工作长度并记录数据
根管预备	• 将冲洗器递予医生，并及时吸净冲洗液 • 用镍钛根管锉的止动片标记工作长度后，按使用先后顺序依次插于清洁台 • 在减速手机上安装镍钛根管锉，蘸取适量 EDTA，依次递予医生 • 每根镍钛锉从根管内取出后，将冲洗器递予医生冲洗根管，并用吸引器管及时吸去冲洗液。同时准备乙醇棉球或纱布，擦净根管锉表面的碎屑 • 依次将根管主锉、根管测量仪夹持器、根管治疗测量尺递予医生

续表

医生操作	护理操作
超声荡洗	• 将根管冲洗液递予医生，并用吸引器管及时吸去冲洗液 • 在超声手柄上安装超声锉后，设置超声功率为 6 ~ 7 挡，将超声手柄递予医生
根管封药 （必要时）	• 将吸潮纸尖递予医生擦干根管 • 安装螺旋充填器，将适量根管消毒剂置于玻璃板上递予医生 • 根据患牙缺损大小，用水门汀充填器取适量暂时封闭材料或调拌玻璃离子水门汀后取适量递予医生暂封
冷牙胶侧方加压根管充填	• 遵医嘱选择主牙胶尖，将主牙胶尖标记工作长度 • 用牙髓锁镊夹持主牙胶尖递予医生，待医生试好主牙胶尖后用乙醇消毒备用 • 用侧压器止动片标识工作长度，并插于清洁台 • 调拌根管封闭剂 • 用牙髓锁镊夹持主牙胶尖蘸少许根管封闭剂后递予医生，传递侧压器，再传递辅牙胶尖，并交替传递辅牙胶尖及侧压器直至根管填满 • 将充填器加热后或将携热器递予医生。用牙髓锁镊夹取乙醇棉球递予医生
热牙胶垂直加压根管充填	• 遵医嘱准备合适锥度的牙胶尖，修剪牙胶尖尖端后标记工作长度，用牙髓锁镊夹持主牙胶尖递予医生，待医生试好主牙胶尖后用乙醇消毒备用 • 遵医嘱准备合适的垂直加压器、携热器、回填仪注射头，并用止动片标记工作长度减 3 ~ 5 mm • 调拌根管封闭剂 • 用牙髓锁镊夹取主牙胶尖蘸取少量根管封闭剂，递予医生。 • 打开携热器，当温度升至 160 ~ 220℃时，传递携热器手柄。交替传递垂直加压器及携热器，并及时清理携热器工作尖上的牙胶 • 准备牙胶回填仪，待升温后，递予医生。交替传递垂直加压器及牙胶回填仪手柄，直至牙胶压实。用牙髓锁镊夹取乙醇棉球递予医生清理髓腔
冠方封闭	• 根据患牙缺损大小，用水门汀充填器取适量暂时封闭材料或调拌玻璃离子水门汀后取适量递予医生暂封。协助医生开具 X 线片申请单

【注意事项】

1. 告知患者术后患牙出现轻度疼痛或不适感属于正常反应。如有剧痛反应，随时就诊。

2. 嘱患者在根管治疗期间避免用患侧咀嚼硬物。

3. 嘱患者按时复诊。

扩展阅读　髓腔冠部预备及根管治疗的器械和设备

第五节　根尖屏障术

根尖屏障术（apical barrier technique）是将生物活性材料放置在根尖区，其硬固后可作为屏障以防止根管充填材料从根尖孔挤出至根尖周组织。该技术通常用于根尖孔敞开的患牙。

【适应证】

牙髓坏死或伴有根尖周炎、根尖孔未发育完全的恒牙，以及进行过根尖诱导但未形成根尖屏障的恒牙。

【用物准备】

1. 常规用物：口腔检查盘（含口镜、探针、镊子）、牙科手机、防护用物、三用枪头、吸引器管、口杯。

2. 橡皮障隔湿用物：打孔器、橡皮障夹钳、橡皮障夹、橡皮障支架、橡皮布、牙线、橡皮楔子、牙龈封闭剂、剪刀、橡皮障定位打孔模板。

3. 器械：显微镜、显微口镜、超声治疗仪、超声手柄、超声锉、垂直加压器、调拌刀、玻璃板、MTA 成形块（MTA block）。

4. 材料：生物活性材料（如 MTA、iRoot BP）、湿棉球、暂封材料。

【操作步骤及要点】

1. 隔离术野，即用橡皮障隔离患牙。

2. 开髓后，探查通畅根管，测量工作长度并插诊断丝拍摄 X 线根尖片确认。

3. 清理根管：适度机械预备，2.5%～5.25% 次氯酸钠溶液频繁、反复冲洗。干燥根管后，封入氢氧化钙糊剂 1～2 周。

4. 根尖屏障：去除根管内封药，次氯酸钠液结合超声荡洗根管，擦干根管。在显微镜下，以垂直加压器将生物活性材料（例如 MTA、iRoot BP）输送至根尖部并压实，直至封闭材料放置高度达到 3～5 mm，清理根管壁中上段的多余材料。将无菌湿棉球放置于根管中上段，暂封开髓洞口。拍摄 X 线根尖片，确认根尖封闭材料放置位置和充填质量。

5. 根管充填：复诊（至少 2 天后），去除暂封，探查根尖封闭材料是否硬固，用热牙胶注射技术充填根管中上段。

6. 冠部永久充填，3～6 个月后复查。

【术中护理配合】

术中护理配合见表 5-3。

表 5-3　根尖屏障术的术中护理

医生操作	护理操作
局部麻醉	• 参见第三章第二节"局部麻醉"
安置橡皮障	• 参见第三章第三节"橡皮障隔离术"
设置显微镜	• 协助医生设置显微镜
去腐、开髓	• 安装手机及钻针；吸唾，及时吹干口镜，保持视野清晰
确定工作长度	• 将 K 锉传递给医生，拍摄 X 线片，确定工作长度
根管预备	• 参见本章第四节"根管治疗术" • 化学预备时准备次氯酸钠冲洗液
超声荡洗	• 安装超声锉并确认功率 • 参见本章第四节"根管治疗术"

医生操作	护理操作
根管封药、暂封	• 递送纸尖擦干根管，调拌氢氧化钙糊剂，安装螺旋输送器并传递给医生进行根管封药。递送干棉球，暂封
复诊检查感染是否控制	• 若感染未控制，则重复上述根管消毒、根管封药操作。若感染已控制，则进入后续操作
去暂封材料	• 吸唾，及时吹干口镜，保持视野清晰
取根管内封药	• 递送根管冲洗液，准备超声锉，设置荡洗频率，递予医生
擦干根管	• 用锁镊递送纸尖至镜下，供医生擦干根管 • 注意：根尖屏障术全程在显微镜下操作，护理配合需递送至显微镜光圈范围内，医生可以直接使用
准备垂直加压器	• 根据根管的工作长度，协助医生测量垂直加压器工作长度
生物活性材料封闭根尖 3 ~ 5 mm	• 用垂直加压器取用适量 iRoot BP，或将调拌好的 MTA 放置在 MTA 成形块中，将垂直加压器递送给医生，供医生取用 • 交替递送纸尖，供医生吸出多余水分 • 递送湿棉球封于髓腔内 • 注意：调拌 MTA 时，取用适量 MTA 粉末，将蒸馏水滴入，用调拌刀调拌均匀，至湿沙状。MTA 调拌过干或过湿都会影响使用，需注意水粉比例。若 MTA 过干，可添加少量蒸馏水重新调拌
冠方暂封	• 取适量的暂封材料递予医生，协助医生开具 X 线检查申请单
隔日热牙胶充填冠方根管	• 参见本章第四节"根管治疗术"

【注意事项】

避免过度机械预备较薄的根管壁，强调化学预备。

第六节　根尖诱导成形术

【适应证】

1. 年轻恒牙在牙根未完全形成前，患有牙髓炎而不能保留活髓，牙髓坏死或并发根尖周炎。

2. 再生性牙髓治疗失败的年轻恒牙。

【用物准备】

1. 常规用物：口腔检查盘（含口镜、探针、镊子）、牙科手机、防护用物、三用枪头、吸引器管、口杯。

2. 橡皮障隔湿用物：打孔器、橡皮障夹钳、橡皮障夹、橡皮障支架、橡皮布、牙线、橡皮楔子、牙龈封闭剂、剪刀、橡皮障定位打孔模板。

3. 根管预备物品，参见本章第四节"根管治疗术"的用物准备部分。

4. 根管封药物品，如 Vitapex。

5. 冠方封闭物品：玻璃离子水门汀。

【操作步骤及要点】

1. 隔离术野，即用橡皮障隔离患牙。

2. 开髓后，探查通畅根管，测量工作长度并插诊断丝拍摄 X 线根尖片确认。

3. 预备和冲洗同根尖屏障术（见本章第五节）。适度机械预备，严格按工作长度进行。对粗大根管可使用加粗锉预备，但应避免过度预备根管。

4. 药物诱导参照工作长度，根管内导入诱导根尖形成药物（如氢氧化钙糊剂、Vitapex），拍摄 X 线根尖片，确认充填效果。玻璃离子水门汀或光固化复合树脂严密封闭窝洞。

5. 每 3~6 个月复查，进行临床检查并拍摄 X 线根尖片，更换根尖诱导成形药物，直到 X 线片上显示根尖形成或封闭，或临床在根管内探查根管末端有硬组织屏障形成，使用永久性根管充填材料常规充填根管。

6. 冠部永久充填，定期复查。

【术中护理配合】

术中护理配合见表 5-4。

表 5-4　根尖诱导成形术的术中护理配合

医生操作	护理操作
局部麻醉	• 参见第三章第二节"局部麻醉"
安置橡皮障	• 参见第三章第三节"橡皮障隔离术"
设置显微镜	• 协助医生设置显微镜
去腐、开髓	• 安装手机及钻针；吸唾，及时吹干口镜，保持视野清晰
确定根管长度，根管预备	• 传递根管冲洗液，将根管锉放置于清洁台上供医生行根管预备时使用。协助清理根管锉上的碎屑。及时吸走冲洗液 • 参见本章第四节"根管治疗术"
超声荡洗	• 参见本章第四节"根管治疗术"
根管封药、暂封	• 传递纸尖擦干根管。调拌氢氧化钙糊剂，安装螺旋充填器供医生进行根管封药。递送暂封材料
复诊导入根尖诱导封药	• 协助医生去除暂封材料，传递冲洗液，及时吸走冲洗液。传递纸尖擦干根管。将 Vitapex 递予医生。递送乙醇小棉球供医生擦净髓腔内残留糊剂
玻璃离子水门汀暂封	• 调拌玻璃离子水门汀，递送水门汀充填器

【注意事项】

1. 根尖诱导成形术治疗周期长（6 个月至 2 年），应每 3～6 个月进行复查。

2. 术前牙髓感染越重，首次复查间隔的时间应越短。

3. 告知患者可能出现术后疼痛等情况，不适随诊，及时复诊换药。

第七节　再生性牙髓治疗

再生性牙髓治疗（regenerative endodontics）是一种旨在替代受损的牙本质、牙髓 – 牙本质复合体及其他牙根结构的生物学治疗手段。年轻恒牙可能由于感染、外伤、解剖异常等原因发生牙髓坏死，而再生性牙髓治疗的主要目的即为再生因上述原因受损的牙髓 – 牙本质复合体。这一治疗方式不仅可以消除临床症状和体征，还可以促进年轻恒牙的牙根发育。因此，再生性牙髓治疗被推荐为年轻恒牙牙髓坏死的一种可供选择的治疗方式，以替代传统的根尖诱导成形术。目前临床应用的再生性牙髓治疗技术又称牙髓血运重建术（pulp revascularization）。

【适应证】

1. 牙髓坏死伴根尖发育不成熟的患牙。

2. 术后患牙不需要行桩核冠修复。

3. 患者及家属依从性良好。

4. 患者对完成治疗所需的药物和抗生素不过敏。

具体可根据牙根发育分期评判患牙是否适合接受再生性牙髓治疗。Cvek 将牙根发育分为 5 期。

Ⅰ期：牙根形成少于 1/2，根尖孔开放。

Ⅱ期：牙根形成 1/2，根尖孔开放。

Ⅲ期：牙根形成 2/3，根尖孔开放。

Ⅳ期：牙根发育接近完成，根尖孔开放。

Ⅴ期：牙根发育完成，根尖孔闭合。

其中牙根发育为Ⅰ~Ⅲ期的可采用再生性牙髓治疗，牙根发育为Ⅳ期的可选择再生性牙髓治疗或根尖屏障术，而牙根发育为Ⅴ期的则可采取根管治疗。

【用物准备】

1. 常规用物：口腔检查盘（含口镜、探针、镊子）、牙科手机、防护用物、三用枪头、吸引器管、口杯。

2. 橡皮障隔湿用物：打孔器、橡皮障夹钳、橡皮障夹、橡皮障支架、橡皮布、牙线、橡皮楔子、牙龈封闭剂、剪刀、橡皮障定位打孔模板。

3. 根管消毒物品：显微镜、显微口镜、超声治疗仪、超声手柄、根管冲洗器、生理盐水、1.5%～3% 次氯酸钠、17%EDTA 溶液、超声锉、K 锉。

4. 根管封药物品：三联糊剂（甲硝唑、环丙沙星、米诺环素）或氢氧化钙糊剂、螺旋输送器、MTA 或 iRoot BP、玻璃板、调拌刀、灭菌注射用水。

5. 充填材料：同第四章第六节直接粘接修复术的用物准备。

【操作步骤及要点】

1. 安装橡皮障隔离患牙，建立根管通路，测量工作长度并插诊断丝拍摄 X 线根尖片确认。

2. 根管预备以化学预备为主，不强调机械扩大。采用 1.5%～3% NaClO 溶液，每个根管冲洗 20ml，5 分钟；再采用生理盐水或 EDTA，每个根管冲洗 20ml，5 分钟。使用侧方开口的冲洗针头，冲洗针头置于距根尖 1mm 处，以降低对根尖周组织中干细胞的毒性。干燥根管后，使用螺旋充填器封入氢氧化钙糊剂或三联抗生素制剂（环丙沙星、甲硝唑和米诺环素粉按照 1：1：1 的比例，用灭菌蒸馏水调制成抗生素糊剂，最终浓度为 1～5 mg/ml）1～2 周。严密封闭窝洞。

3. 复诊时需对患牙进行评估，如有持续感染的症状和体征，可考虑延长抗菌药物的治疗时间，或更换根管内封药。局部麻醉下，采用橡皮障隔离患牙，去暂封和封药，终末冲洗采用 17% EDTA 溶液。擦干根管后，采用一根预弯的 K 锉，使其超出根尖孔，以超预备方式诱导根尖组织出血。在整个根管中充满血液至釉牙骨质界后停止刺激，为修复材料留出 3～4mm 空间。待根管内形成血块，在显微镜下，于血块上方放置生物活性材料（例如 MTA、iRoot BP）作为覆盖材料。如有需要，可在血凝块上放置可吸收基质，如胶原材料。将一层 3～4mm 厚的玻璃离子水门汀（例如 Fuji IX）轻柔地置于覆盖材料之上。MTA 可能导致牙齿变色，对于有美观要求的牙齿可考虑使用生物陶瓷材料。冠方可常规使用复合树脂修复。

4. 每3~6个月进行定期复查，评估牙根的发育状况；牙髓活力电测试检查牙髓活力。

【术中护理配合】

术中护理配合见表5-5。

表 5-5　再生性牙髓治疗的术中护理配合

医生操作	护理操作
局部麻醉	• 参见第三章第二节"局部麻醉"
安置橡皮障	• 参见第三章第三节"橡皮障隔离术"
设置显微镜	• 协助医生设置显微镜
去腐、开髓	• 安装手机及钻针；吸唾，及时吹干口镜，保持视野清晰
确定工作长度	• 将K锉传递给医生，拍摄X线片，确定工作长度
化学预备	• 递送吸有次氯酸钠冲洗液的冲洗器给医生，冲洗后及时吸除冲洗液 • 递送吸有生理盐水或EDTA的冲洗器给医生，冲洗后及时吸除冲洗液
超声荡洗	• 安装超声锉并确认功率。参见本章第四节"根管治疗术"
根管封药、暂封	• 递送纸尖擦干根管，调拌三联糊剂或氢氧化钙糊剂，安装螺旋输送器传递给医生进行根管封药。递送干棉球，暂封
复诊检查感染是否控制	• 感染未控制则重复上述根管消毒、根管封药操作。若感染已控制，则进入后续操作
去除暂封材料、封药	• 参见本章第四节"根管治疗术"
超声荡洗	• 参见本章第四节"根管治疗术"
17% EDTA冲洗	• 准备17% EDTA冲洗液，递予医生
根管内引血	• 递送纸尖擦干根管，遵医嘱将K锉递送给医生。协助记录时间，待根管内血液凝固
生物活性材料封闭根管口	• 准备MTA或iRoot BP，参见本章第五节"根尖屏障术" • 传递湿的小棉球，暂封
树脂修复冠方	• 参见第四章第六节"复合树脂直接粘接修复术"

【注意事项】

1. 尽量使用不含血管收缩剂的局部麻醉药。

2. 需考虑患者是否对抗生素过敏。术前告知患者使用抗生素合剂和 MTA 材料可能导致的牙齿变色。

3. 避免加压冲洗，避免消毒药物溢出根尖孔。

4. 告知患者可能出现术后疼痛等情况，不适随诊。

5. 如出现临床症状，根尖病变持续，牙根没有继续发育或再次出现根尖周感染，提示再生性牙髓治疗失败，建议改行根尖诱导成形术、根尖屏障术或根管治疗术。

第八节　根管再治疗

牙髓根尖周病的治疗过程中，如果对患牙根管的清创和封闭未能到位，首次根管治疗可能遭遇失败。目前，临床上可采用非手术根管再治疗（以下简称再治疗）。

【适应证】

1. 未处理的感染根管和根管封闭不足导致根管渗漏：根管系统的感染成分（即残留牙髓组织和细菌未清除）以及根尖封闭不足是失败的主要原因。遗漏根管、根管三维充填欠佳、冠方封闭欠严密、仅用封闭剂或药物糊剂的不完善充填、超填或不愈合囊肿的存在等，都将造成失败。根尖孔未完全闭合的死髓牙，常因根尖部根管壁外敞（呈喇叭口状根尖孔）、缺乏根尖挡，根管充填难于有效封闭，从而发生根管渗漏，导致失败。

2. 感染根管不全钙化堵塞：常常在 X 线片上见到根管影像消失，似乎是完全钙化堵塞了，但根尖出现病损或临床表现可见长期存在的牙龈窦道，表明根管内仍存有未钙化的空隙和死腔，其中含有感染坏死组织。

3. 器械分离妨碍根管清理和充填：断离的器械阻塞了根管的通路，进而妨碍了对根管进行彻底清理、成形和充填。

4. 初次根管治疗发生的操作缺陷（如根管壁台阶、根尖孔拉开、根管偏移等）均可导致清创和封闭不到位，进而造成初始治疗的失败。

5. 其他：牙周病尤其是牙周牙髓联合病变导致患牙出现临床症状，邻牙的病变导致误诊为经治患牙的病变，患牙牙裂（包括肉眼难辨认的冠根折和牙根裂），咬合创伤导致病损不愈等。

6. 塑化治疗失败，及塑化治疗虽成功但因修复需要根管再治疗的情形。

【操作步骤及要点】

1. 分析首诊或既往治疗失败的原因，可依照逐个排除下列项目的方法作出准确的判断。

（1）明显的治疗技术并发症：如不完善的根管充填（欠填或超填）、明显的髓腔壁穿孔、遗漏根管等。

（2）其他不明或较复杂的原因：如果上述很明显的因素都排除了，再考虑存在较复杂的原因。对此，临床上可采取以下步骤协助诊断。

1）对患牙进行全面、彻底的 X 线片检查，从不同水平角度投照拍片，仔细观察 X 线片，寻找根尖 1/3 根管的欠填、遗漏根管。复杂病例亦可行 CBCT 检查。

2）检查患牙是否有𬌗创伤。方法是将示指放于牙面上，检查正中𬌗和侧方𬌗咬合时的牙齿功能动度；检查非工作侧的𬌗干扰及𬌗面异常磨耗小平面等咬合异常的临床表现。

3）检查邻牙牙髓活力，确定根尖周病损并非由邻牙牙髓坏死所致。

4）检查患牙及邻牙的牙周联合病损。

（3）不常见因素：在前述所有原因均被排除后，才可推测失败是由不常见的因素如牙根裂或 X 线片上未能显示的欠填所致。

（4）最后怀疑有不完善的牙冠充填体或修复体。

2. 决策与治疗时机：临床医师应正确地评价患牙在全口治疗设计中所起的作用，应服从全口治疗计划。任何一颗牙齿的重要性都必须从各个学科的角度去评估，分析该牙的可修复性、牙周条件、正畸排牙和根管再治疗获得成功的可能性。因此，即使已诊断出失败的原因，也应对患者口腔做全面、综合的诊疗评估，最终决定治疗计划并实施再治疗。

牙齿检查发现根管治疗不完善但临床无症状和体征，除非需要立即更换新的修复体或预计做全面系统的牙科治疗，否则可行观察而不予处理。但是如果患牙有症状、有牙周牙髓联合病变或 X 线片显示有牙髓源性的病损，就需要决定再治疗或拔牙。明确所选择的再治疗计划是对患者最有利或使患者最受益的方案。

3. 再治疗中根管的寻找和疏通：遗漏根管（missed canal）是导致根管治疗失败常见的原因之一。探查前应将髓腔进入洞形充分预备扩展。遗漏根管的根管口通常微小而隐蔽，寻找时常使用显微镜，放大髓底细微结构，用 DG16 探针或 Micro Opener 在可疑根管口部位探查，寻找漏斗口被陷入并"嗿住"（catch）的感觉。如果根管口钙化阻塞，可通过 X 线检查判断大致方位，在显微镜下配合使用超声尖，去除钙化物，找到遗漏根管口。另外，向髓腔注入染料（如亚甲蓝）染色，以及将次氯酸钠液灌入髓腔内做"发泡试验"等，可辅助确定遗漏和隐蔽的根管。

4. 根充材料的取出：在较粗的根管中，可采用 Pesso 钻或 G 钻（GG burs）快速取出牙根冠 1/2～2/3 的牙胶。也可使用加热的器械，如侧压器、垂直加压器或电加热器携热头，将器械加热后插到牙胶的冠方，停留 1、2 秒后马上拔出，即刚好能带出牙胶。最后可用锉或扩大器旁路通过并取出根尖部残余的牙胶。用再治疗专用旋转器械直接钻入也可取出被软化的牙胶，其优点为效率高，缺点是当原根管预备不足或进入有阻力时禁用。

如果根尖部的牙胶不能使用锉或扩大器旁路通过取出，则需使用溶解剂辅助取出。将溶解剂如氯仿、桉油精等注入根尖区，或用小号锉导入根尖区，牙胶经 1～2 分钟溶解变软，再使用 15 号或 20 号 K 锉将根尖部的牙胶锉出。根管系统内的残余牙胶可使用溶解剂溶解后由纸尖蘸出。

若根充材料为固化糊剂、水门汀等无法溶解，也难以使用锉或扩大器取出，可在显微镜下用超声工作尖粉碎清除。

5. 根管阻塞的处理

（1）首先预备扩大根管冠方通畅部分，并用次氯酸钠冲洗根管冠部。此操作步骤可为预弯后的锉尖进入根管提供冠部空间。

（2）选用手用通畅锉（8号、10号或15号），参照预计的根管弯曲度预弯锉尖端2 mm，做好止动片朝向标记；尝试将锉轻轻地探入并滑进根尖区，直至达到工作长度。

（3）在探找、疏通根管末端过程中，术者手法应轻巧，用很小的上下提拉幅度，以轻轻"啄击"（pecking strokes）的方式，感受进入根尖部时被"粘住"的感觉。

（4）在感觉锉已被"粘住"、锉柄可"站住"摆动，即进入深部根管后，要用最小的顺逆时针捻转动作继续向根尖区推进。

（5）不断反复地施用小幅提拉锉动动作，进一步疏通根管：轻轻地旋转推进，而后向冠方提拉，再推进、再提拉，直至达到工作长度。

疏通过程中，使用比开始用的扩锉更小号的锉（如8号或6号锉）可能更易于进入根管。可经常拔出扩锉看它的弯曲方向，预测根管形态。当根管严重堵塞时，可配合用糊状EDTA螯合剂，采用相同技巧疏通根管。

6. 根管壁穿孔的修补：根管壁穿孔（perforation）是指根管腔与牙周膜之间发生病理性或医源性的穿通。根管壁穿孔一般通过诊断丝指示X线片即可确诊。

目前临床常借助显微镜、纸尖、电测根尖定位仪等确定穿孔的部位、范围和取得成功治疗的可能性。

（1）根管冠1/3和根分叉处的穿孔：如果穿孔刚发生，处理创面使其清洁，止血后可即刻修补；如果是慢性或陈旧性的穿孔，创面已有污染，可先用超声尖清理和预备创面，再选用合适的隔挡和修补材料修补。

（2）根中1/3的穿孔：小的穿孔，如出血可控和根管可干燥，做根管充填封闭穿孔即可；但如穿孔较大，潮湿或不能干燥，需先修复穿孔，再做根管充填。一般等待患者复诊时穿孔处的修补材料已硬固，可再进行下一步治疗。

（3）根尖 1/3 的穿孔：首先用根管台阶和堵塞处理技术、疏通根管的技术疏通生理性根管的末端。当感觉锉在根尖区被"粘住"时，再开始循正确的根管通路进入、疏通末端根管。下一步可选择大号的锉，预弯后插至侧穿孔的根尖段堵住其根尖方，起到保持根管原始路径、防止修补材料被堵塞的作用。修补穿孔方法同前述。如果侧穿孔极近生理性根尖孔，可先完成预备，再用生物活性材料一并充填根尖 1/3。

7. 根管塑化牙的再治疗策略：临床上，需要掏取根管内塑化物、重新做根管治疗的牙齿有两类。一是既往塑化治疗失败，出现了根尖周病变；二是塑化治疗多年，无临床症状，无根尖病变，但因牙冠缺损需做桩核冠修复。

如果塑化牙已有根尖周病变，临床探查根管多呈塑化不全状态，塑化物松软，器械易于进入，操作时应注意循根管自然走行疏通根管全长，抵达根尖孔。振动器械虽可提高工作效率，但需警惕人造通道。

对于牙冠缺损需行桩核冠修复的患牙，若塑化治疗 2 年以上，无任何临床症状，检查未见根尖周病变，探查根管内塑化物较硬、封闭良好，在掏取根管内塑化物时，深度可仅限于根管的直段，满足桩长即可，不必强行扩到根尖。对于塑化完好的多根管牙，可以只对拟作为桩道的粗大根管的弯曲上段进行疏通（如上颌磨牙的腭侧根管和下颌磨牙的远中根管），避免因强行扩锉坚硬的塑化根管而致严重并发症，甚至使患牙不能继续保留。

【注意事项】

1. 对因再治疗是成功的基石，最关键的问题是分析、判断以往治疗失败的原因。找出病因、明确诊断、制订详细的治疗计划是成功的基础。

2. 同时应熟练掌握各种操作技能，灵活应用显微镜等各种设备器械，这是再治疗获得成功的保障。

第九节　显微牙髓外科手术

　　对牙髓病和根尖周病进行的手术治疗统称为牙髓外科。手术治疗的目的是去除根尖周病变，促进骨病损愈合，防止复发。广义上的牙髓外科手术包括外科引流术、根尖手术、修整手术及植入手术。上述各种手术中，根尖手术是牙髓外科手术治疗中最重要和最常见的手术方法。牙科显微镜的引入和应用为手术操作提供了更大、更清晰的视野，使牙髓外科手术尤其是根尖手术在治疗理念、操作步骤、配备的器械材料等方面均与传统的手术方式明显不同，也正因为治疗的精细化，其疗效大大提高。因此，借助牙科显微镜进行的牙髓外科手术又称为显微牙髓外科手术。其中在牙科显微镜下进行的根尖手术被称为显微根尖手术。本章将主要介绍显微根尖手术。

　　显微根尖手术是指在牙科显微镜下，使用显微手术器械，通过外科手术翻瓣的方式暴露患牙的根尖，刮除根尖周感染组织，切除根尖并对根管进行逆向预备和充填的治疗方式。

【适应证】

　　在选择牙髓外科手术前，医师需要正确地判断患牙根管治疗失败的原因，并确定是否可以通过适当的牙髓外科手术来纠正。

　　根管治疗失败即 X 线片显示根尖病变不愈合或扩大，或患者有疼痛、肿胀和窦道不愈合症状存在。通过影像学检查，一般可分为两种情况：根管充填不完善和根管充填看似完善。对于第一种情况，医师应首选重新对根管进行再治疗。只有当各种原因导致不能顺利取出或无法取出根管内充填物时（如有难以取出的桩核修复体、断离器械），或取出可能造成新的损害时（如根管穿孔或过度损伤牙体组织），才考虑进行牙髓外科手术。对于第二种情况，医师应先通过仔细的临床检查，判断失败的原因。如果失败原因能够通过非手术再治疗矫正，则首选非手术治疗，否则应进行手术治疗。适应证概括如下：

1. 非手术治疗失败，不能进行再治疗或再治疗仍失败时。

2. 根尖解剖变异，存在复杂结构，如根尖部出现多个侧支根管形成根尖三角结构（apical deltas）。

3. 根管被钙化物阻塞不通又存在根尖周病变时。

4. 根管严重弯曲，根尖明显或急剧弯曲（curves sharply）且无法被正常疏通，而根尖周存在病变时。

5. 根管治疗并发症无法通过非手术再治疗纠正的情况：①器械折断于根管内不能取出，根尖周存在病变时；②根管内形成不能疏通的台阶导致根尖部无法清理；③根尖过度预备造成根尖折裂；④因根管超填出现症状，不能自行消除。

6. 已行桩冠修复而根管桩不能取出或取出可能造成根折，根尖周存在病变时。

7. 根尖周囊肿经非手术治疗后不愈合。

【禁忌证】

尽管手术治疗能有效地消除根尖周病损，保存患牙，但以下几种情况为手术禁忌：

1. 术前不做诊断及病因分析，轻率地选择手术治疗。

2. 局部因素：由于个体差异，某些局部因素不利于选择手术治疗。例如：患牙根长过短，根尖切除后导致冠根比例失调；牙周炎患牙的骨支持不足等。

3. 对于患有系统性疾病、全身健康状况较差的患者，选择做手术时应慎重，如有凝血缺陷或患有血液病、糖尿病、需要透析的肾病、免疫系统损害等。

4. 其他：对手术极度恐惧和有严重心理障碍的患者，长期或正在服用某种药物如抗凝药物的患者，处于孕早期和孕晚期的孕妇等。

【术前准备】

1. 术前检查

（1）掌握患者全身健康情况、用药史及过敏史。

（2）检查凝血功能和血糖等，排查感染性疾病，包括乙肝、丙肝、梅毒、获得性免疫缺陷综合征（AIDS）。

（3）对患牙进行全面检查，包括牙冠形态、牙周袋深度、牙槽骨解剖外形、膜龈结合区、前庭深度、肌肉附着、根凸隆、所涉及术区牙齿的根分叉情况及牙间乳头的结构和健康状况等。拍摄根尖片及CBCT，确定手术方案。CBCT可以提供术区立体的影像，便于更为准确地了解病变范围、骨板厚度、手术中可能涉及的重要解剖结构（如颏孔、下颌神经管、上颌窦和鼻底等）的位置关系等。最后，医师还需做手术翻瓣设计，预测手术时间和材料消耗，以确保手术顺利完成。

2. 术前知情同意：就手术方案与患者进行充分沟通，签署知情同意书。

3. 器械准备：牙髓外科手术要遵循无菌的原则，避免交叉感染，应准备铺巾、各种管线护套、显微镜保护罩等防护物品。手术所使用的器械物品都应提前打包消毒备用（图5-4）。

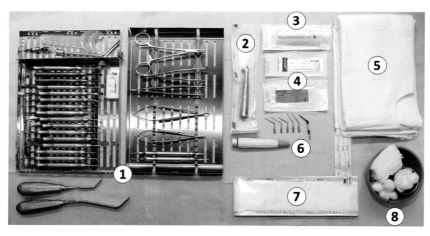

①各型根尖手术器械；②直角高速手机；③冲洗器；④手术刀片及缝合线；
⑤手术铺巾；⑥超声手柄、超声倒预备工作尖及染色剂；
⑦手机、吸引器尾管保护套和显微镜把手保护套；⑧无菌敷料。
图5-4 显微根尖手术主要器械及用物

（1）常规用物：口腔检查盘（含口镜、探针、镊子）、牙科手机、防护用物、手术专用手套、三用枪头、吸引器管、口杯。

（2）局部麻醉用物。

（3）显微根尖手术用物：显微镜、直角高速手机、显微口镜、显微镊子、显微三用枪头（Stropko）、显微持针器、根尖手术器械、超声治疗仪、超声手柄、超声倒预备工作尖、MTA成形块（MTA block）、MTA输送器、显微根管倒充填器、20ml冲洗器、手术刀片、缝合线、染色剂、无菌镊子罐等。

（4）材料和药品：0.2%醋酸氯己定漱口液、75%乙醇棉球、10%中性甲醛固定液、MTA或iRoot BP、生理盐水。

4. 术前用药：术前可根据患者身体情况给予预防性用药。对于血糖偏高或身体条件偏弱、术后感染风险大的患者，可以术前预防性服用抗生素。推荐使用单剂量口服阿莫西林；对于阿莫西林过敏的患者，可以使用克林霉素。由于局部麻醉药物作用时间有限，为缓解患者术后疼痛不适，可在手术前半小时内口服止痛药物，常用的药物包括布洛芬或洛索洛芬钠。

【操作步骤及要点】

1. 局部麻醉、消毒：显微根尖手术通常在局部麻醉下实施即可。根尖手术多选择2%利多卡因加1∶80 000肾上腺素，也可用4%阿替卡因替代。全口各区域患牙手术均以局部浸润麻醉为主要麻醉方式，下颌后牙还需同时进行下牙槽神经阻滞麻醉。局部浸润麻醉的范围要比预计切口位置宽大，近远中至少各多一颗牙齿。

局部浸润麻醉在注射时需掌握技巧，先在进针部位涂布表面麻醉软膏（如5%利多卡因凝胶），静置等待1~2分钟。用短细注射针头在膜龈联合处向根尖方向进针，于黏膜下推注少量药液形成一个小丘，停顿1分钟后，继续进针斜刺入黏骨膜下，缓慢推注剩余的药液，使其渗透并聚于根尖周围。

根据术区范围，唇颊侧通常需要注射1.5~2支麻醉药（以4%

阿替卡因每支 1.7 ml 为例），舌腭侧注射 0.5 支。由于牙龈组织主要的血液供给来自黏骨膜中的纵行血管，将药液注射于黏骨膜处可加强止血效果。麻醉药注射后 5~10 分钟，确认麻醉起效后，口内使用 2% 氯己定擦拭消毒，口周皮肤使用聚维酮碘或乙醇擦拭消毒。给患者铺巾，准备开始手术。

2. 切口设计：通常采用龈沟内的水平切口及位于健康邻牙的垂直切口。用骨膜分离器翻起龈骨膜瓣，形成三角形瓣或矩形瓣。切口要设在健康的骨组织上，如果切口位于骨空腔上方，缝合后下方的血凝块易发生感染和破坏，延迟愈合。

龈沟内的三角形切口瓣或矩形切口瓣是最简洁的切口设计。龈沟切口应在健康牙龈上，尽量保存龈沟上皮，尤其是牙间隙内的牙龈乳头组织的完整性，并将根方附着龈组织的创伤减至最小，争取达到伤口一期愈合。垂直松弛切口的范围通常包括邻近的 1~2 颗牙齿。这种切口常做在牙齿的近中或远中轴线角处，与龈沟内切口相交近似呈直角。由于牙根凸起处黏膜较薄不易缝合，所以垂直切口必须位于相邻牙根面突起之间的凹陷处，不要越过根面。翻开游离龈和附着龈时，动作要轻柔，轻轻提拉龈乳头和龈缘，避免组织瓣受挤压和撕裂。该切口可以适用于大多数手术。由于翻起全厚瓣，所有骨膜表面的血管都包含在组织瓣中，具有良好的血运，缝合时对位较准确，水平切口处不会形成瘢痕。缺点是该切口可能使牙龈退缩，修复体冠边缘暴露，影响美观。

龈缘下的三角形切口瓣或矩形切口瓣采用龈缘下的水平切口，不破坏牙龈边缘和附着，可以避免术后牙龈退缩，主要应用于美观要求较高的区域，要求术区有足够宽的附着龈。在临床检查时，探诊牙周袋底根方需要有 2 mm 以上的附着龈方可应用此切口。水平切口应与龈缘外形一致，呈波浪形，以利于对位缝合及减少瘢痕。由于水平切口切断了牙龈缘的主要血运，剩余牙龈组织的血供只能靠牙槽骨来源的次要血供。如果附着龈较窄、牙根短或根尖周病变较大，不宜采用此切口设计。此外，水平切口愈合后可能会形成瘢痕，如患者笑线较高，应提示患者存在形成瘢痕的风险。

3. 翻瓣：翻瓣要完全、彻底。应确保在去骨时瓣无张力，如果仍有张力存在，需要延长松弛切口。如果翻瓣不彻底，留在骨面上的小组织碎片易出血，去骨时可能缠绕钻针，使视野不清，解剖标志难以辨认，将增大手术难度。

应保护瓣不被挤压。为保证手术视野清晰，可以在局部使用拉钩（retractors）牵拉组织瓣。术者和助手可各用一支，拉钩应与骨面稳定接触，避免滑动挤压组织瓣，这将有助于避免术后出现肿胀和瘀斑。

4. 去骨

（1）定位根尖：术前通过 CBCT 检查，初步明确唇颊侧骨板的完整性。如已有缺损，则术中翻瓣后可以见到骨病损暴露，用刮匙、骨凿和钻去除周围的病变骨组织和肉芽组织，即可暴露出根尖。如果病损小或无病损，根尖病变组织尚未造成明显的唇颊侧骨板穿孔，则翻瓣后肉眼不易辨别病变区。可以使用显微镜仔细观察唇颊侧骨板的形态，是否有小的孔隙，结合探针探查，可以发现较为表浅的骨缺损位置。如唇颊侧存留骨板较厚，可以依据牙根的解剖外形，结合术前 X 线片或 CBCT 上测量的牙齿长度，确定根尖位置。如仍不能确定根尖，还可在根尖通路入口处制备小洞，放入消毒的金属箔片或牙胶，拍摄平行投照 X 线片来定位根尖。

（2）去除骨质：根尖定位后，在显微镜放大且有充足照明的视野中，选择去骨钻针或高速球钻，用轻轻扫刷式的动作切割骨组织，一圈圈地去除皮质骨，直至最后建立对根尖和病变组织足够的通路。当去骨位置临近重要解剖结构如上颌窦、颏神经或下颌神经束时，为安全起见，可保守地从牙根中部开始去骨；确定解剖标志后，再慢慢移向根尖，取得骨的通路并确定到达根尖后，再进行后续治疗。

（3）识别根尖：可根据颜色、形态、出血情况、表面光滑程度以及牙周膜的存在等辅助识别根尖。牙根表面的牙骨质或根尖截面暴露的牙本质呈浅黄色，骨组织颜色偏白。可以使用 DG16 或显微探针探查，通过探诊触及根尖的锥状外形及弧形的牙根外表面。牙槽骨中血管丰富，骨面会有渗血，而牙本质（或牙骨质）面无血。牙槽骨质地呈颗粒样，松质骨表面较粗糙，牙本质（或牙骨质）质地较为光滑。使用染料（亚甲蓝）对牙根截面染色后，显微镜下可观察到围绕根面线状着色的牙周膜。

5. 刮除根尖病变组织：去骨完成后，应通过根尖搔刮尽可能地去除病变软组织。使用显微镜可以确保对病变组织的观察与识别，同时也可以避免对重要组织结构的损伤。根尖搔刮应在显微镜中等放大倍数（10 倍）下进行。在病变组织唇颊侧边缘用锐利勺形挖匙的背面推动，使病变组织能较完整地与骨壁分离，在病损的舌腭侧区域使用挖匙正面进行挖除。彻底刮除或切除病变组织有时会危及血管、神经束或破坏其他解剖结构，如鼻底、上颌窦，此时需特别小心。

无论病变组织看起来是否呈良性表现，应常规用 10% 甲醛固定病变组织并送病理检查。

6. 根尖切除：为确保根尖切除角度和方向的准确性，显微镜下的视野范围不宜过小，可在中等放大倍数（10 倍）下进行。

（1）根尖切除的长度：根尖部检查后，根据实际的根尖外部形态及其内的根管解剖结构、牙根长度等来确定根尖切除的长度。当牙根长度足够时，应至少切除 3 mm 的根尖。

（2）根尖切除的角度：在显微根尖手术中，应尽可能以垂直牙长轴的方向切除牙根（0°～10° 角）。

（3）根尖切除的工具：使用反向排气头部呈 45° 角的手术专用机头（impact air handpiece），避免空气对骨面的影响。可使用加长的车针（如 Lindemann H161 bone bur），确保足以切割全部根尖。也可以使用超声骨刀或激光进行根尖切除。

（4）止血及骨腔的处理：在完成根尖切除，确认不需要再修整后，可在骨腔中填塞敷料，包裹骨腔并止血。可以在骨腔内分层放入多个小棉球，向骨腔底部轻压 2～3 分钟，之后将表层的小棉球取出，保留骨腔底部的棉球。待手术结束时，应取出所有棉球，并使用生理盐水冲洗骨腔。如止血效果欠佳，可以使用浸有血管收缩剂（通常使用肾上腺素）的棉球以同样的方式来实现骨腔止血。

7. 根尖截面检查：根尖切除后，整个根管系统处于开放状态，包括暴露出形态不规则的根管。首先使用亚甲蓝染料对根尖截面进行染色，生理盐水冲洗后在显微镜高放大倍率下（15～25 倍），直视或利用显微口镜对根尖截面进行仔细检查，观察是否存在峡部、遗漏根管、微裂等。对于发现的峡部、遗漏根管等，可以通过后续的根尖倒预备和充填进行治疗。如果存在微裂，则需要重新判断患牙的预后。

8. 根尖倒预备：为使充填材料能从根尖填入并完善地封闭根管系统，需制备满足下列条件的倒预备窝洞。①单面洞，洞深至少 3 mm；②洞形与根管解剖形态平行一致；③有足够的固位形；④去除两根管之间的峡部组织；⑤剩余的牙本质壁具有足够的抗力。

截根后，用亚甲蓝染色，在高倍显微镜下仔细观察，而后设计倒预备的窝洞，需要包括所有发现的缺陷区域（峡部、遗漏根管等）；用显微探针探查根尖牙胶；选择合适角度的专用超声工作尖，在中等放大倍数下（10 倍）于牙根末端沿主根管走行方向进入操作，打开水阀，超声工作尖尖端在沟槽内前后及上下运动，间断点接触切割，直至达到预定长度。注意超声工作尖始终与牙根长轴方向保持一致。倒预备完成后，用显微三用枪头（Stropko）冲洗，小股空气吹干，在高倍显微镜下，认真、仔细、彻底地检查根尖的预备洞形。要求预备洞形清洁、光滑，洞深均匀。

9. 根尖倒充填：根尖倒充填是根尖手术不可缺少的步骤，其目的是严密封闭根管的末端，防止病原微生物进入根尖周组织，促进根尖周骨病损的愈合。目前生物活性材料（如 MTA 或 iRoot BP 类）是手术中首选的倒充填材料。

使用 MTA 进行根尖倒充填时，先用无菌蒸馏水将 MTA 调拌为疏松的颗粒状聚合物，将 MTA 填入 MTA 成形块的凹槽中。使用显微调刀（microspatula）挑取 2～3 mm 柱状的 MTA，在显微镜中等放大倍数（10 倍）下，将材料准确地放入倒预备洞形中，然后用显微加压器压紧，可多次重复充填直至填密实。最后，用雕刻器修整，去除多余材料。iRoot BP/BP plus 为预混合材料，不需要调拌，可直接填入 MTA 成形块的凹槽中或在玻璃板上捻搓成细长条后取用充填。

10. 瓣复位：组织瓣复位准确有利于促进伤口一期愈合。瓣复位前做最后的检查，去除骨腔内填塞的敷料，检查整个术区，以防遗留异物碎片。用无菌生理盐水冲洗后，轻微搔刮骨腔使血液充盈、瓣复位、缝合。

11. 缝合：根尖手术中最常使用的缝合方式为间断缝合及连续悬吊缝合。进针方向应从游离瓣向附着龈黏膜穿透缝合，防止缝合张力导致组织撕裂。目前多使用 5-0 或 6-0 的单股尼龙缝合线，其表面光滑，不易吸附细菌，适于组织愈合，可大大缩短拆线时间。在显微镜低放大倍数下（5 倍）或使用头戴式放大镜能够让缝合更加精细，有利于组织愈合。缝合后可以使用湿纱布对术区轻加压 10～15 分钟，使创缘贴合紧密，减小血凝块的厚度并有利于术后止血。

12. 拍摄根尖片，观察倒充填结果。

【术中护理配合】

1. 麻醉：遵医嘱准备局部麻醉用物。

2. 局部消毒：嘱患者用 0.2% 醋酸氯己定漱口液含漱，准备 75% 的乙醇棉球和氯己定棉球局部消毒。

3. 铺手术台：安装手机尾管保护套、吸引器尾管保护套、显微镜把手保护套，准备生理盐水。

4. 护理配合：见表 5-6。

表 5-6　显微根尖手术的护理配合

医生操作	护理操作
切开	• 用持针器将手术刀片安装于手术刀柄后递予医生，及时吸引，保持术野清晰
翻瓣	• 递牙龈剥离器，协助牵拉口角，用纱布协助止血，及时用吸引器管吸净口渗血，保持器械清洁和术野清晰
去骨	• 将去骨钻针安装于直角高速手机后递予医生，用吸引器管及时吸净口内的血液及唾液，及时冲洗、吹干显微口镜，保持术野清晰
根尖周刮治	• 传递刮治器械，随时保持器械清洁。如需留取病理组织，协助医生保存好病理组织
根尖切除	• 将去骨钻针安装于直角高速手机后递予医生，及时吸走骨腔中的血液，保持术野清晰。传递染色剂，协助医生染色
根尖倒预备	• 遵医嘱安装超声倒预备工作尖并传递超声手柄，及时吸净血液和唾液，保持术野清晰
根尖倒充填	• 准备 MTA 或 iRoot BP • 准备生理盐水湿润小棉球，传递调拌好的材料及倒充填器械，随时保持器械的清洁 • MTA 调拌：取适量 MTA 粉末，将蒸馏水滴入，用调拌刀调拌均匀，至湿沙状。将 MTA 放置在 MTA 成形块中，供医生取用
清理、缝合	• 传递无菌生理盐水纱布，协助医生缝合

【注意事项】

1. 术前要让患者知晓可能的并发症。下颌前磨牙及磨牙手术中可能碰触损伤下牙槽神经、颏神经，出现舌和下唇麻木；上颌前磨牙及磨牙手术中可能会出现上颌窦穿通。

2. 切口注意避开龈乳头，其下方应有骨组织支持。

3. 术中应注意保护龈骨膜瓣，不要过度牵拉或压迫。

4. 术中要控制出血，保证视野清晰。

5. 缝合时，注意对齐切口，防止内卷。切除的病变组织送病理检查。

6. 术后当天刷牙时应避开术区，避免过热饮食，避免反复漱口。

7. 术后 2 天内可以间断冷敷，轻压术区 24 ~ 48 小时，以利于减少术后水肿及止血。

8. 术后 3 天内服用抗生素和止痛药，使用漱口水，注意维护口腔卫生。

9. 术后 3 天内手术区邻近部位的颜面明显肿胀，或伴有体温升高，38.5℃以下可不做处理（多为机体对手术创伤的反应）。

10. 术后 5 ~ 7 天拆线。如果出现手术区局部感染或溢脓，除全身用药外，局部提前拆线，探查手术区有无坏死物及异物，可轻度搔刮，冲洗并填碘仿纱条。如有溢脓，则开放引流。

11. 术后 3 个月、6 个月、1 年及 2 年复诊检查，拍摄根尖片和（或）CBCT，评估疗效。

第十节　根管治疗并发症的预防及处理

一、器械误吸、误吞

根管治疗操作过程中，手用器械突然滑脱或者钻针、锉针从牙科手机脱落，均可能造成器械落入口腔，患者出现吞咽或者呛咳，进而发生误吞、误吸。

【预防】

1. 提前向患者交代操作过程中发生器械滑脱的可能性和配合要点。

2. 若患者不能配合治疗或唾液过多，将患者调整至正确的操作体位，避免体位过于仰卧。

3. 术中使用橡皮障进行术野隔离，或器械拴安全绳，避免器械滑脱。

【处理】

1. 一旦发现器械落入口腔，立即用一只手托举患者头部使其前倾，协助患者将器械吐出，或者使用镊子或手直接将器械取出；或立即将手放入患者的口腔中，使其不能闭口，避免吞咽，同时告知患者保持镇定。

2. 如果发生误吞，器械进入胃肠道，应尽快拍摄 X 线片，确定器械位置，嘱患者进食粗纤维食物，严密监测临床症状和 X 线片表现，大部分病例 3 天左右可以自然排泄出误吞器械。如遇尖锐或较大器械，需请内科或外科医师会诊，必要时内镜下或手术取出。

3. 如果发生误吸，应尽快实施急救，采用背击、负压吸引或其他方式使吸入物喷出。如不能取出，则送呼吸科就诊，必要时需要在支气管镜下取出器械或施行开胸手术。

二、软组织化学损伤

根管冲洗液如高浓度次氯酸钠流至口腔软组织上，可引起皮肤、黏膜的化学损伤。

次氯酸钠溶液飞溅入患者或医生的眼睛会立即引起疼痛、大量流泪、强烈灼烧感和红斑，角膜外层细胞可能会被灼伤，结膜组织充血水肿。若橡皮障隔离不当或发生渗漏，刺激性强的次氯酸钠冲洗液可能会损伤皮肤、黏膜，多发生于牙龈、唇部和面部。牙龈可出现灼烧感，甚至强烈疼痛，立即出现血肿和瘀斑，逐渐形成溃疡；面部皮肤可出现化学烧伤和皮疹。

【预防】

1. 注意橡皮障严密封闭，防止渗漏发生。

2. 使用根管冲洗液时要配合使用强吸和弱吸，避免流至口腔软组织上。

【处理】

应立即用大量自来水或无菌盐水冲洗眼睛，并进行进一步眼科检查和治疗。对于皮肤和黏膜的烧伤，立即用大量生理盐水冲洗，并进行湿敷，或服用止痛药物以减轻患者的疼痛和灼烧感；予以抗生素治疗，防止感染，必要时手术切除坏死组织。

三、口周软组织损伤

【预防】

1. 操作过程中要保持支点稳定。

2. 操作时动作轻柔，避免使用暴力。

【处理】

1. 应迅速停止操作，及时止血。

2. 如伤口较大，可进行清创缝合。

3. 必要时行抗感染治疗。

四、髓腔或根管壁穿孔

当髓腔或根管内出现异常出血、探查根管时患者感觉疼痛或根尖定位仪提示某一部位与牙周组织穿通时，提示可能出现穿孔。

【预防】

1. 操作者术前充分研读 X 线片，把握髓室和根管的位置、方向、钙化程度等信息。

2. 在建立髓腔入路的操作过程中，随时调整钻针进入方向，使钻针严格保持与牙齿长轴的方向一致。

3. 保证开髓洞口有合适的大小和正确的位置。

4. 器械在进入弯曲根管前进行预弯。预备弯曲根管时，如果器械没有顺应根管的弯曲形态，会造成一侧牙体组织过度切削，导致穿孔。

5. 掌握正确的根管预备手法和技术，避免过度预备和超预备。

【处理】

1. 发现穿孔后应使用生物活性修补材料（例如 MTA、iRoot BP）及时、准确地予以定位并进行修补，可在显微镜下进行修补。

2. 也可使用外科手术方法从牙根外表面修复穿孔。

3. 穿孔发生在根中部及根尖时，首先尝试寻找主根管的位置，同时处理和封闭原根尖孔及根管穿孔两个出口。

4. 如果原根尖孔已难以寻找或发生了根尖拉开，可将穿孔处看做一个较大的新的根尖孔进行封闭，必要时以根尖手术方法进行修补。

五、器械分离

在根管预备过程中工作长度突然丧失，原有操作器械尖端丧失时，应考虑发生了器械分离，拍摄 X 线片可观察到根管内有高密度的阻射影像。

【预防】

1. 掌握正确使用器械的方法，勿给器械过度施力。

2. 临床操作过程中遵守操作规程，安全使用，消毒前后仔细检查器械有无变形。

3. 工作中限次、计次使用锉针，及时更换。避免器械扭转折断或疲劳折断。

【处理】

1. 术前医生应对发生器械分离有所预见，包括术前告知内容的准备和一旦发生时处置技术上的准备。

2. 对于分离于根管中的器械，取或不取要根据临床情况权衡利弊后确定。

3. 如决定取出器械，应由有临床经验的专科医师在牙科手术显微镜下利用超声设备或特殊器械取出。

4. 对于取出困难、操作风险大的情况，可以尝试使用小号器械旁路绕过断离器械的方法，这种情况多见于椭圆形或不规则根管。一旦旁路通过，可以继续完成根管预备和根管充填。

5. 当取出器械和旁路通过都不可能时，只能在断离器械的冠方根管进行预备和充填。将相关情况记录于病历中，定期回访。必要时可考虑根尖手术。

六、诊间急症

在根管预备或充填后，少数患者会出现患牙明显的疼痛和（或）肿胀。

【预防】

1. 严格按照操作流程实施根管的清理、成形和充填。

2. 避免超预备、根尖残屑推出、根管清理不彻底导致牙髓和感染物残留及根管再感染。

3. 避免化学药物使用不当，使根尖周组织受到化学刺激出现疼痛、肿胀，甚至气肿。

4. 尽可能减少超填，避免对根尖周组织造成机械性或化学刺激。

【处理】

1. 应首先明确发病原因，确定疼痛的性质是牙髓炎疼痛还是急性根尖周炎表现。

2. 局部治疗以建立引流为主，包括根管引流和局部切开引流。

3. 如果为牙髓炎疼痛，则须打开髓腔找出有痛觉的根管，去除牙髓组织。

4. 如果为急性根尖周炎表现，用小号锉针保持根管通畅，使用化学消毒药物正确冲洗根管，清除感染物，建立根管引流。最后在髓腔内封入消毒药物，以暂封材料封闭髓腔入口，防止冠部再感染。不建议长时间开放根管，造成再感染。

5. 如果急性根尖周炎达到骨膜下或黏膜下脓肿阶段，除根管引流外，须及时切开引流。

6. 全身治疗以抗菌止痛为原则，以减轻疼痛症状为主，酌情使用抗生素治疗。可口服非甾体抗炎类镇痛剂，当患者出现发热等全身症状，或为菌血症感染高危人群（曾有感染性心内膜炎、心脏瓣膜病、免疫功能低下、糖尿病、风湿热、人工关节植入）时，可使用抗生素治疗。

第六章

常用制剂与材料

第一节　通用制剂与材料

一、通用材料

1. 门诊常用敷料

（1）敷料盒：内装棉纱卷和大、小棉球，高压消毒备用。用于隔离唾液、压迫止血、擦拭表面、干燥窝洞、窝洞封药等。

（2）方形棉纱布：消毒后供手术中使用。

（3）棉签：消毒后供临床使用。

2. 聚维酮碘（碘伏）棉签：供局部表面消毒。其中碘伏溶液的有效碘浓度为 0.2% ~ 0.5%。

3. 牙胶棒：用于牙髓活力温度测验的热测。牙胶加热变软但未冒烟燃烧的温度约为 65℃。

4. 小冰棒或制冷剂：用于牙髓活力温度测验的冷测。小冰棒初始温度在 –10℃左右。目前临床常用的制冷剂是含有 1,1,1,2- 四氟乙烯的喷雾剂，温度可达 –26.2℃。

二、75% 乙醇溶液

【用途】

物表消毒和杀菌。

【储存】

注意密闭瓶口，以免乙醇挥发。

三、口腔冲洗剂

口腔冲洗剂指用于口腔创面消毒、冲洗或含漱的一类制剂，具有清除牙齿周围的食物残渣、抗菌、消炎、收敛等作用。药液浓度低，短期使用对组织功能无损害。

（一）0.9%氯化钠灭菌溶液（生理盐水）

【用途】

手术伤口的清洁冲洗。

【储存】

阴凉保存。

（二）0.1%依沙吖啶溶液（利凡诺，雷佛奴尔）

【用途】

化脓性感染创面的冲洗或湿敷，也可用于含漱。

【储存】

密闭、避光保存。

（三）3%过氧化氢溶液（双氧水）

【用途】

具有止血、清洁、防腐、除臭的作用，并对牙齿有一定漂白作用。用于口腔局部冲洗或涂擦。

【储存】

密封、避光保存。

【注意事项】

1. 不宜连续长期使用，以免引起口腔菌群失调。

2. 局部冲洗切忌加压，防止药液进入组织，形成气肿和造成炎症扩散。

（四）氯己定溶液（双氯苯双胍己烷，商品名：洗必泰）

【用途】

具有较强的广谱抑菌和杀菌作用，以及较低的毒性，是一种广泛使用的杀菌消毒剂。0.2%～2%浓度的溶液用于根管冲洗，0.12%～0.2%浓度的溶液常用于牙周治疗中预防或减少菌斑形成。超声波洁牙前含漱可减少诊疗环境中的空气污染。还可作为辅助用药治疗义齿性口炎。

【储存】

避光常温保存。

【注意事项】

1. 长期含漱可使牙齿着色。

2. 含漱后可导致味觉、嗅觉短时改变。建议饭后使用。

3. 氯己定可能会引起哮喘和呼吸困难、口腔黏膜剥脱等过敏反应。

四、碘制剂

（一）碘酊（碘酒，1%~2.5%）

碘酊是碘和碘化钾的乙醇溶液。

【用途】

有较强的杀灭病原体作用。用于手术野消毒。

【储存】

避光、避热，密闭储存。

【注意事项】

1. 对碘过敏者禁用。

2. 禁止与汞溴红（红汞）共用。

（二）复方碘液（浓台氏液）

【主要成分】

碘化锌、碘片、蒸馏水和甘油，按一定比例混合而成。

【用途】

具有杀菌、消炎、防腐和收敛作用。用于牙龈炎、龈乳头炎、冠周炎和牙周炎患牙的龈袋或牙周袋上药。

【储存】

置于棕色瓶内，密闭、避光保存。

（三）碘甘油

【主要成分】

碘片、碘化钾、薄荷、蒸馏水和甘油，按比例混合而成。

【用途】

具有杀菌、收敛、促进肉芽组织生长的作用，仅供口腔局部使用。用于治疗牙龈炎、牙周炎和冠周炎等。

【储存】

置于玻璃瓶中，密闭、避光保存。

（四）碘仿糊剂

【主要成分】

碘仿、氧化锌、凡士林和丁香油，按比例混合而成。

【用途】

具有消毒、杀菌、收敛、止痛、促进伤口愈合的作用。主要用于根管内封药。对于砷制剂引起的牙周组织坏死，可在局部处理后将碘仿糊剂敷于患处。

【储存】

置于密闭容器内，避免挥发变干，避光保存。

（五）Vitapex

【主要成分】

氢氧化钙、羧甲基纤维素钠盐、碘仿、聚甲基硅氧烷和橄榄油。

【用途】

具有杀菌和收敛作用，有 X 线阻射性。用于长期根管封药。

【储存】

室温保存，避开阳光直射。

【注意事项】

1. 对碘制剂过敏或有过敏史的患者禁用。

2. 注射器针头最前端的外径为 0.5mm。

3. 使用时应保持根管内干燥、无渗出。

4. 注入时不能加压过大，避免造成根管内压过高而导致患者疼痛。

5. 注意参照注射器上的刻度，避免过多 Vitapex 溢出根尖孔。注意下颌管和下颌磨牙的位置关系，以及上颌磨牙和上颌窦的位置关系。

（六）碘仿纱条

碘仿纱条指浸润碘仿制剂的纱条。

【用途】

用于填塞干槽症的拔牙窝。有止血、防止污染、保护创面、促进肉芽组织生长等作用，利于伤口愈合。

【储存】

本品久贮或遇光可逐渐释放碘，并且色泽加深。置于密闭而避光的消毒容器内。

【注意事项】

碘仿纱条填塞留置时，可隔数日至1周后换药。

五、门诊用氟化物制剂

氟的浓度一般在1%以上，剂型有溶液、糊剂、涂料、凝胶等，如75%氟化钠甘油糊剂，8%氟化亚锡溶液，含1.23%单氟磷酸钠的溶液、涂料或凝胶等。用于龋的预防与控制。

（一）多乐氟

【主要成分】

5%氟化钠、蜂蜡、乙醇、虫胶和乳香树胶，以及流动增强剂、糖精和调味剂。

【储存】

在室温下存储和使用。

【注意事项】

1. 对多乐氟成分过敏者禁用。如发生过敏反应，通过刷牙、漱口可轻易去除。

2. 涂布没有固定操作顺序，可按区段完成所有牙齿的涂布，建议先涂布下牙弓，再涂布上牙弓。

3. 多乐氟含有高浓度氟化物。没有使用完的多乐氟应该当做特殊的医疗废物回收和处理，以免污染环境。

（二）氟齿乐

【主要成分】

乙醇、水、成膜剂、香料和 1.5% 氟化铵（相当于 7700 ppm 氟化物）。

【储存】

使用后立即盖好药瓶。产品极易燃，应远离火源保存。在 2～28℃的温度下保存本品。

【注意事项】

1. 患者对已知成分过敏，则不得使用本材料。

2. 产品接触患者口腔黏膜，会导致短暂的轻微灼烧感。

3. 内服氟化物（含氟药片）的 7 岁以下儿童应在使用氟齿乐治疗后的几天内停止服药，以防氟过量。

4. 氟齿乐用药间隔为 6 个月，如存在多发严重龋坏，可缩短间隔时间。

（三）适乐

【主要成分】

松香季戊四醇酯甘油、正己烷、氟化钠（5%）、乙醇、食品级香料和硅。产品含氟量为 22 600 ppm。

【储存】

室温下存储和使用。

【注意事项】

1. 对松香过敏的患者请勿使用本产品。

2. 若出现过敏症状，请患者立即刷牙、漱口，彻底去除保护漆。

六、牙本质脱敏剂

根据作用机制，脱敏剂可分为：①降低局部牙髓神经感受器的敏感性，常用的有硝酸钾、草酸钾等。②形成沉淀物阻塞暴露的牙本质小管，常用的有氟化物类（如多乐氟、氟齿乐）、钙盐类材料（如 NovaMin、磷酸钙盐类生物活性玻璃材料等）。③覆盖暴露的牙本质小管，常用的有树脂和玻璃离子类的保护漆及牙本质粘接剂，如 Hybrid Coat。④混合作用类，如 Gluma 脱敏剂等。临床上使用前需仔细阅读产品说明书，按要求操作。

（一）Hybrid Coat

【主要成分】

丙酮、甲基丙烯酸酯类、丙烯酸酯类、4-META 和水等。

【储存】

严禁火源，应避免潮湿和阳光直射。冷藏保管。

【注意事项】

1. 基液约含有 40% 的丙酮，使用时请勿洒落。使用时确保周围通风良好，避免吸入挥发的丙酮蒸气。

2. 避免接触牙龈或口腔黏膜，应使用橡皮障或涂布凡士林等牙龈保护剂以保护口腔软组织。

3. 使用时出现口腔黏膜或牙龈发疹、湿疹、发红、肿胀等过敏症状的患者，应立即停止使用。

（二）奥敏清

【主要成分】

生物活性矿物质、聚乙二醇、甘油和二氧化硅。

【储存】

室温下存储和使用。

【注意事项】

1. 可家庭使用，涂抹于牙面 2 分钟后再漱口清除。

2. 早晚各一次。

七、牙漂白剂

【主要成分】

一般为氧化物制剂，包括过氧化氢、过硼酸钠和过氧化脲等。

【用途】

为强氧化剂，有漂白作用。用于变色失髓牙的内漂白和外漂白，以及轻度氟斑牙和四环素染色牙的外漂白。

【储存】

避光、密闭保存。

【注意事项】

对皮肤、黏膜均有强烈的刺激性。使用时避免手接触药物；药物棉球要严密封闭，防止药液溢出，刺激黏膜。如药液流在黏膜上，可立即用 2.5% 碘酊还原。

八、牙龈保护剂

【主要成分】

氧化锌粉、松香和丁香油。

【用途】

氧化锌有轻微的收敛和防腐作用，松香可增加黏性，使糊剂易于贴附在牙面和牙龈上。用于牙龈切除术、根尖切除术，敷于牙龈和牙颈部，以保护创面和止血。

【储存】

密闭保存，避免粉末受潮变质。

【注意事项】

用毕立即用 75% 乙醇棉球将玻璃板及调刀擦净，以免凝固后难以去除。

九、局部麻醉药物

（一）盐酸丁卡因液

属于酯类局部麻醉药，脂溶性高，穿透力强，表面麻醉效果好。液剂可直接使用，粉剂用灭菌注射用水适量溶解制成 1%～2% 的溶液后使用。

【用途】

用于黏膜表面麻醉。常用 1%～2% 溶液。

【注意事项】

1. 标识要清楚，防止误用于注射麻醉。

2. 黏膜表面损伤者需慎用。

（二）盐酸利多卡因注射液

【用途】

用于表面麻醉、浸润麻醉或阻滞麻醉。常用浓度为2%。用于表面麻醉时，棉片蘸取药液饱和后贴于患区表面，约持续15分钟。

【注意事项】

1. 利多卡因可减慢心率，故心率过缓者（55次/分以下）慎用。

2. 有心血管疾病的患者慎用加肾上腺素的利多卡因。

3. 吸药前要查对药瓶，推入药物前应回吸，确保针头不进入血管。

（三）复方盐酸阿替卡因注射液（必兰）

属于酰胺类局部麻醉药，较利多卡因易于在组织内扩散，局部麻醉效能好，毒性比利多卡因小，过敏少见。制剂中含微量肾上腺素，可增强麻醉效果，减少不良反应。

【用途】

适于局部浸润麻醉或神经阻滞麻醉。黏膜下注射后2~3分钟出现麻醉效果，可持续60分钟。药物半衰期约110分钟。

【注意事项】

1. 4岁以下儿童慎用。

2. 含肾上腺素，对严重高血压、心律失常、糖尿病等患者慎用。

3. 严重肝功能不全、代谢性酸中毒、高钾血症、缺氧患者需降低使用剂量。老年患者可酌情减量。

4. 阿替卡因仅极微量分泌于乳汁，麻醉结束后可继续哺乳。

5. 本药的活性成分可引起兴奋剂尿检结果阳性，运动员使用时需注意。

6. 吸药前要查对药瓶及检查注射器针尖有无破损。护士提供麻醉剂时，向医生显示药瓶上的药名。

7. 缓慢注射，注射前回吸检查，避免注射入血管。

第二节　牙体修复材料

一、暂时性修复或垫底材料

（一）水基氧化锌制剂（商品名：Ceivitron）

【成分】

多乙酸乙烯、乙醇、硫酸钙和氧化锌。

【性能】

材料硬化时间短，30 分钟左右开始硬化。不用时盖紧瓶盖，避免材料硬化。如有硬化，可用 95% 乙醇软化。不可用于直接盖髓。

【用途】

用于暂时性充填。

【储存】

4 ～ 25℃下保存，避免阳光直射。

（二）玻璃离子水门汀（GIC）

【成分】

氟铝硅玻璃、聚酸和水。

【作用机制】

粉液调和后，聚酸和玻璃粉之间发生酸碱反应，形成聚盐类基质，未反应的玻璃粒子通过表面硅凝胶结构与聚盐类基质结合。玻璃粒子的固化反应可持续 24 小时甚至更长时间。

【性能】

玻璃离子水门汀具有良好的生物相容性，具有释氟性，并促进周围脱矿牙体组织再矿化。玻璃离子水门汀在发生酸碱反应后，玻璃粉中的氟以共价形式存在于聚盐类基质中，但并不参与聚盐类基质的结构组成。因此，玻璃离子水门汀长期释氟并不影响其物理性能。玻璃离子水门汀同时还具有再摄氟的能力，即修复体可以通过局部用氟，如使用含氟牙膏、含氟漱口水等，从外界摄取氟然后再释放。玻璃离子水门汀的释氟防龋性能使其成为龋易感患者的首选充填修复材料。此外，玻璃离子水门汀可与牙体组织发生化学粘接。通过离子交换，玻璃离子和牙齿结构中的聚酸、钙、铝和磷酸盐发生化学反应，形成粘接混合层。但是，玻璃离子水门汀的物理机械性能较低，美观性能无法和复合树脂相比。

【用途】

用于牙体颈部楔状缺损、V类洞、小面积Ⅲ类洞的充填，以及中等深度窝洞光敏树脂充填的垫底。

【调制】

做充填时，粉液比（重量）2∶1；做粘固时，粉液比（重量）1.4∶1；做垫底时，粉液比基本与充填时比例相同。根据窝洞大小取好适量粉液，用纸板和调刀（非金属）旋转调匀，粉逐份加入。做充填时要调成面团状，做粘固时呈拉丝状，垫底时需根据医嘱调成面团状或拉丝状。调和时间不应超过2分钟；凝固时间为4~10分钟；固化反应时间可持续24小时甚至更长，24小时后可做磨光。

【注意事项】

1. 初凝固后，将防水油脂（凡士林）涂于充填体表面。

2. 充填成形时，用乙醇棉球擦净充填器，防止粘固剂粘固到充填器上。

3. 液体随用随取，若过早滴置于玻璃板上，易挥发变稠，影响性能。

4. 防止杂物混入液体，防止粉剂受潮，密闭保存。

5. 部分玻璃离子剂型（如胶囊）须通过机器混合调制，建议按照操作说明准备材料。

6. 光固化玻璃离子材料能够光照固化，可以即刻进行修整和抛光。

二、牙齿粘接系统

（一）牙釉质粘接系统

由酸蚀剂和牙釉质粘接剂组成。主要通过粘接剂进入牙釉质酸蚀脱矿形成的微孔中，获得微机械固位。

常用的酸蚀剂为 15%~40% 的磷酸，粘接剂多为不含或含少量填料的疏水性树脂单体，如双酚 A 双甲基丙烯酸缩水甘油酯（Bis-GMA）、双甲基丙烯酸尿烷酯（UDMA）、双甲基丙烯酸三甘醇酯（TEGDMA）。

酸蚀是牙釉质粘接技术的关键步骤，通过酸蚀釉质可达到以下目的：①除去釉质表面的玷污层，增加釉质的通透性；②增加釉质粘接面的表面积和粗糙度；③增加釉质表面的自由能；④活化釉质表层，使非极性的釉质表面极性增强。酸蚀后的牙釉质有利于粘接树脂在牙面的润湿、铺展和渗入。

粘接机制：酸蚀后的牙釉质表层形成了 5~50 μm 深、类似蜂窝状结构的微孔层。低黏度的粘接树脂通过毛细虹吸作用渗入这些蜂窝状微孔中，聚合形成树脂突（resin-tags）。树脂突与脱矿釉质形成互相交错存在的混合层（又称树脂化釉质层），从而实现机械锁合性粘接，获得微机械固位（micromechanical retention）。两者之间的剪切粘接强度可达 20 MPa 以上，足以对抗复合树脂聚合收缩和保持修复体良好密封。由于釉柱和釉柱间区的矿化程度不同，酸蚀后两者的脱矿程度不一致，使釉质酸蚀呈现 3 种模式：Ⅰ 型主要为釉柱中心脱矿，Ⅱ 型主要为釉柱间区脱矿，Ⅲ 型为釉柱和釉柱间区均脱矿。形成树脂突的类型有两种：一种是在釉柱周围形成的大树脂突（macrotag），另一种是在釉柱内形成的微树脂突（microtag）。微树脂突数量多、面积大，可能是影响树脂与釉质粘接强度的主要因素。

（二）牙本质粘接系统

1. 酸蚀－冲洗型（全酸蚀类）粘接系统：包括酸蚀剂、预处理剂和粘接剂。经典酸蚀－冲洗型粘接系统的酸蚀剂、预处理剂和粘接剂均为独立包装，分别使用，称为"三步法"酸蚀－冲洗型粘接系统。由于其各成分充分发挥功能，至今仍被认为是牙本质粘接系统的金标准。目前最常用的酸蚀－冲洗型粘接系统将预处理剂和粘接剂合二为一，临床操作分为两个步骤，即酸蚀冲洗和预处理粘接。

常用的酸蚀剂为 35%～37% 的磷酸凝胶。预处理剂的主要成分为溶于丙酮、乙醇或水溶剂的亲水性单体和疏水性单体，常用的有甲基丙烯酸羟乙酯（HEMA）、N-苯基甘氨酸甲基丙烯酸缩水甘油酯（NPG-GMA）、二甲基苯丙烯酸联苯酯（BPDM）、TEGDMA 等。粘接剂主要为不含或含少量填料的疏水性树脂单体，以及少量亲水性单体和稀释单体，例如 Bis-GMA、TEGDMA、UDMA、MMA、PMMA、HEMA 等。

粘接机制：牙本质经磷酸酸蚀和冲洗后，表面的玷污层被去除，同时表层牙质基本完全脱矿。管周牙本质脱矿明显，牙本质小管口直径增大。管间牙本质脱矿后，胶原纤维基质失去羟磷灰石支持，形成含大量微孔的胶原纤维网。这些微孔和牙本质小管是形成粘接固位的基础。在润湿的牙本质表面（防止脱矿胶原纤维网塌陷而变致密）使用预处理剂，亲水性预处理剂能很容易地扩散渗入到蓬松的胶原纤维网和牙本质小管中。然后充分吹干牙面，预处理剂中的溶剂挥发时带走水分，使表层脱矿牙本质的微孔中充满表面活性单体，牙本质表面由亲水性转化为疏水性。这些表面活性单体多为甲基丙烯酸酯类，与粘接剂组成相似，互溶性强。因而，粘接剂也能充分扩散渗入到脱矿牙本质中（胶原纤维网和牙本质小管）。经固化后，粘接剂在牙本质小管内形成突起样结构，称为树脂突；粘接剂与脱矿牙本质胶原纤维网形成混合结构，称为混合层（hybrid layer）。这些结构提供了粘接所需的微机械固位力。

2. 自酸蚀型粘接系统：包括酸蚀处理剂和粘接剂。酸蚀处理剂和粘接剂可合二为一。自酸蚀型粘接系统分为两瓶装两步法、两瓶装一步法和一瓶装一步法。

酸蚀预处理剂的主要成分为酸性功能单体〔如磷酸酯（MDP）和聚羧基分子－甲基丙烯酰偏苯三酸单酯（4-MET）〕、亲水性单体〔如 HEMA、甲基丙烯酸羟丙酯（HPMA）和 BPDM 等〕和溶剂（水、乙醇和丙酮）。

粘接剂主要由疏水性单体（Bis-GMA 和疏水性二甲基丙烯酸酯）和引发剂组成，同时含有少量酸性功能单体和亲水性单体。有的粘接剂含有少量填料。

粘接机制：自酸蚀型粘接系统的粘接机制是微机械锁合与化学粘接的结合。在含酸性功能单体的酸蚀处理剂涂布到牙本质表面后，单体的酸性功能基团发生水解，产生 H^+，溶解玷污层或使其改性，并且渗入下方牙本质。酸性功能单体继续在牙本质中水解形成 H^+，使牙本质脱矿，形成不同脱矿程度的胶原纤维网和牙本质小管（与酸蚀预处理剂的 pH 有关）。在酸性单体逐渐渗入脱矿的过程中，其脱矿能力逐渐减弱，并且与其中的钙形成化学结合。酸性功能单体最后变为中性，脱矿过程自动终止。同时，亲水性单体渗入胶原纤维网微隙和牙本质小管，亲水的羧基与暴露的胶原纤维结合，疏水的甲基丙烯酰基可与粘接单体共聚。此时充分吹干牙面，增加牙本质疏水性，利于粘接单体充分渗入脱矿微隙，与酸性单体可聚合基团以及亲水性单体发生原位聚合反应，形成混合层及树脂突，提供机械或化学固位。自酸蚀型粘接系统的牙本质脱矿深度与粘接单体渗入深度基本一致。

【注意事项】

1. 使用前要仔细阅读使用说明，严格按要求操作。

2. 用前混匀，避免成分发生相分离。

3. 即取即用，用后盖紧瓶盖，防止溶剂挥发。

4. 使用磷酸酸蚀剂时，应彻底冲洗去除，冲洗时间长于酸蚀时间。

5. 使用酸蚀－冲洗型粘接系统时，要保持牙本质呈湿润状态。

6. 使用自酸蚀型粘接系统时，磷酸预酸蚀牙釉质能够提高粘接强度。

7. 使用过程中注意隔离血液和唾液污染。

8. 丁香酚类材料可影响粘接剂的聚合固化。

三、直接粘接修复材料

（一）复合树脂

【成分】

主要由有机树脂基质和无机填料组成。树脂基质主要为双甲基丙烯酸酯，如 Bis-GMA、UDMA、TEGDMA 等。无机填料有无定形 SiO_2、玻璃粉、球形 SiO_2-ZrO_2、YbF_3、预聚体等。

复合树脂是由有机树脂基质和无机填料组成的高分子充填修复材料。无机填料表面经过硅烷化后均匀分散在树脂基质中，连续相树脂基质包裹粘接分散相无机填料，在一定条件下固化成形。树脂基质在固化前呈单体状态，固化后形成高分子化合物，具有一定刚性。复合树脂的固化是通过树脂基质固化反应实现的。固化后的复合树脂实质上是无机填料增强型高分子复合物。

【性能】

复合树脂具有聚合收缩、耐磨和可抛光性能。目前临床使用的充填复合树脂多采用光引发固化方式。以甲基丙烯酸酯类单体为主要成分的复合树脂固化时发生体积收缩。复合树脂材料抗压强度为 $250 \sim 350$ MPa，耐磨性低于银汞合金材料，但拉伸强度略高于银汞合金材料。树脂基质和无机填料的种类及比例均直接影响复合树脂的性能。复合树脂因无机填料的种类、含量、粒度大小以及粒度分布等不同而表现出不同的可抛光性。无机填料粒径越小，可抛光性越好。超微型填料复合树脂的可抛光性显著优于混合填料型复合树脂，被广泛用于前牙美学修复。纳米填料复合树脂的可抛光性好。临床上，除材料本身的可抛光性能外，抛光工具和抛光程序对修复体的抛光效果而言也至关重要。

【用途】

复合树脂按使用范围分为前牙用、后牙用和前后牙通用复合树脂。还有一些填料含量相对较低、具有流动性的树脂可用于微小洞形的充填、窝沟封闭以及深窝洞的洞衬。

【储存】

避光保存，使用时用清洁器械现用现取，且要避免交叉感染。

【使用要点】

1. 光固化复合树脂要配合光固化灯一起使用。为避免出现固化不全的现象，需定期检查光固化灯的光照强度；使用前要清洁光固化灯的照射头，保证其透光性。

2. 复合树脂采用分层充填，可减小界面收缩应力，每层材料厚度不超过 2 mm。分层充填时应注意每层已固化的树脂表面切勿被污染。整块充填树脂每层厚度可达 4 mm。

3. 光固化照射时尽量靠近复合树脂，缩短照射距离。注意避免灯头碰触未固化的材料表面。

（二）复合体（compomer）

其命名源于 "composite" + "glass ionomer" 的缩写，其更确切的名称应该是聚酸改性的复合树脂（polyacid-modified composite resin）。

【成分】

主要由含酸性功能基团的树脂基质，以及氟铝硅酸钙玻璃粉填料组成。

【作用机制】

树脂基质中含有酸性功能基团，在聚合反应后可以参与酸碱反应。复合体主要通过聚合反应达到完全固化，当水存在时可发生类似玻璃离子的酸碱反应，同时释放一定量的氟。

【性能】

复合体具有长期释氟性，但释氟能力低于玻璃离子材料，且再摄氟能力较弱。复合体的强度和抛光性能低于混合型复合树脂，与牙体组织的粘接性低于玻璃离子。材料使用说明建议在窝洞中直接使用复合体，但是使用牙面预处理技术可以显著提高复合体的固位和边缘封闭能力。

（三）光固化玻璃离子水门汀（又称树脂改性玻璃离子水门汀）

【成分】

树脂改性玻璃离子水门汀由 80% 玻璃离子水门汀粉和 20% 光固

化树脂组成，在传统玻璃离子成分中加入光引发体系和亲水性单体。

【作用机制】

经酸碱反应的化学固化和光引发的光固化发生双重固化。引发聚合的单体为 GMA、HEMA 或可经侧链接枝的聚羧酸。

【性能】

光固化玻璃离子水门汀也具有释氟和再摄氟特性，且与传统玻璃离子水门汀相比，机械强度高，耐磨性好。

（四）玻璃复合体（Giomer）

玻璃复合体是一种采用预反应玻璃离子填料技术，将玻璃离子和复合树脂结合的修复材料。其特征性无机填料为表面或全部预聚的玻璃离子体（PRG）。

【成分】

预反应玻璃填料、树脂基质。

【作用机制】

玻璃复合体是将氟铝硅玻璃粉在水存在的条件下预先与聚酸发生酸碱反应，形成玻璃粒子的稳定阶段（即湿硅酸水凝胶），再经冻干、研磨、硅烷化处理后形成预反应玻璃填料加入到树脂基质中，最终成为以均匀分散在树脂基质中的稳定阶段的玻璃离子相粒子为填料的复合树脂。

【性能】

氟离子的游离释放来自于酸碱反应阶段，具有一定的氟释放功能。Giomer 的释氟能力低于玻璃离子，其他机械性能和美学性能与混合填料型复合树脂相当。临床适用范围与复合树脂相似，更适用于微创治疗。

（五）其他辅助材料

1. 咬合纸：用于检查咬合关系，测定早接触点。咬合纸厚度为 8~200μm，常用的有 200μm 和 40μm。颜色有红色和蓝色。

2. 成形片

（1）传统金属成形片系统：由金属成形片和成形片夹组成。成形片为不锈钢薄片（一般厚度为 0.038~0.05mm），带有两个小孔，安放时凸起部位朝向龈方。

（2）分段式成形片系统：由豆瓣状金属成形片和环形固定夹组成。成形片厚度约为 0.038 mm，外形设计为弧形，可更好地恢复邻面形态。环形固定夹多为金属制成，夹持部分有不同设计，起到固定成形片和分牙的作用。

（3）环形金属成形片系统：适用于多面洞充填，由长条形金属成形片和特殊成形片夹组成，例如 8 号金属成形片系统。也有成形片夹一体的预成系统。

（4）透明成形系统：由透明聚酯成形片和固位工具组成。主要用于前牙缺损树脂修复的邻面成形。

3. 楔子：用于邻面洞的充填。使用时楔入牙间隙内，使成形片与龈壁紧密贴合，防止出现悬突。目前市场上有不同设计、不同材质和不同型号的成品供选择使用。

4. 排龈线：由纯棉制成，可与止血剂配合使用。排龈线能使牙与牙龈隔离开，在手术等牙齿修复过程中可以避免磨损牙龈。有不同型号，直径为 0.89~1.6 mm。

四、椅旁 CAD/CAM 修复材料

（一）可切削修复材料

根据成分分类，椅旁 CAD/CAM 可切削修复材料可分为玻璃陶瓷、复合物陶瓷、氧化物陶瓷和高分子材料等。材料型号大小可根据不同的修复体进行选择（图 6-1）。

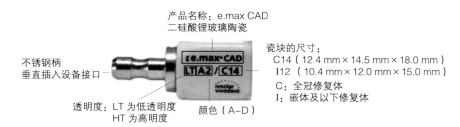

图 6-1　CAD/CAM 瓷块

1. 玻璃陶瓷：玻璃陶瓷种类较多，其中可切削玻璃陶瓷是椅旁 CAD/CAM 修复中应用最多的材料。初期应用较多的玻璃陶瓷有长石质陶瓷和白榴石陶瓷。长石质可切削瓷（如 Vita Mark Ⅱ、Ivoclar Procad）是含白榴石晶体的玻璃陶瓷，IPS-Empress 是白榴石热压铸玻璃陶瓷。这两种陶瓷强度相对较低，挠曲强度在 150 MPa 左右，可用于嵌体修复。若用于冠修复，则需要较大的修复空间，以增加修复体厚度，提高强度，但牙体预备的量更大。加强型玻璃陶瓷的强度相对较高，如二硅酸锂强化型玻璃陶瓷和氧化锆加强型二硅酸锂瓷，挠曲强度在 360 MPa 左右，甚至接近 400 MPa，一般单颗牙的冠修复可选用这类材料。

2. 复合物陶瓷：复合物陶瓷是复合树脂和瓷的混合物，弹性模量较低，接近牙本质，虽然挠曲强度在 200 MPa 左右，但是由于弹性模量低、韧性好，因此抗折能力较强，并且有利于应力的合理分布，更适用于大面积缺损牙的嵌入性修复。

3. 氧化物陶瓷：氧化物陶瓷有氧化铝陶瓷和氧化锆陶瓷。临床上应用较多的是氧化锆陶瓷，为部分烧结的瓷块，切削制作后需要再烧结。二次烧结后的氧化锆陶瓷强度高，具有高强度、高韧性的特点，可用于固定桥和咬合力较大情况下的冠修复。

4. 高分子材料：牙科 CAD/CAM 应用的高分子材料主要是预聚合的复合树脂，目前这类树脂是在高温、高压条件下通过精密的工业聚合过程获得的。其主要成分是含高分子交联微充填物的丙烯酸聚合物，同质性很高，较直接充填用复合树脂具有更好的机械特性和较持久稳定的美学色彩，较多应用于嵌体修复和临时冠制作。目前也有一些厂家生产的树脂块具有较高强度而可用于全冠修复。

（二）5% 氢氟酸
【成分】
氢氟酸、增稠剂、颜料和蒸馏水。
【用途】
用于对修复体与牙体组织接触面进行酸蚀，使其表面形成凹凸不平的蜂窝状结构。

【使用要点】

酸蚀修复体组织面 60 秒，冲洗 60 秒。

【注意事项】

1. 不能在任何口腔窝洞内应用。

2. 不能用于酸蚀氧化物陶瓷。

3. 不能直接与皮肤、眼部接触（如不慎接触皮肤，立即用大量清水冲洗，并立即就医）。

4. 使用氢氟酸凝胶时，应穿戴耐酸保护手套、防护服和护目镜。

5. 使用后立即封闭包装。

6. 使用氢氟酸中和粉中和洒出的氢氟酸凝胶并用大量水冲洗。

7. 储存在儿童接触不到的地方。

（三）硅烷偶联剂

【用途】

用来处理瓷或聚合物修复体表面。

【使用要点】

用小毛刷蘸取少量偶联剂涂布在酸蚀后的修复体组织面，等待 60 秒，然后吹干待用。

【注意事项】

硅烷偶联剂易挥发，操作时现用现取，及时盖上盖子。

（四）树脂水门汀

【成分】

CAD/CAM 修复体粘接时多使用双重固化型树脂水门汀。其由树脂基质和催化剂组成，为双糊剂型。材料中既含有氧化还原引发剂，又含有光引发剂，使用时两组分混合。材料在光照初步固化之后，内部继续进行化学固化。

【用途】

用于固定修复体的粘接固位。

【注意事项】

1. 检查修复体就位后，各面先光照 2~3 秒，方便去除多余粘接剂。不要超过推荐时间，否则多余的水门汀可能不易去除。

2. 在水门汀最终光照固化之前，表面可涂布甘油凝胶，防止形成氧阻聚层。

第三节 牙髓病治疗用制剂与材料

一、盖髓护髓剂

（一）氢氧化钙

【性能】

氢氧化钙呈白色粉末状，微溶于水，呈强碱性，可抑制细菌生长及中和酸性炎症分泌物，减少对牙髓的刺激，促进修复性牙本质形成。

【作用机制】

1. 强碱性的作用：氢氧化钙溶解度较低，溶解缓慢，可以在局部保持较高的 pH 环境（pH 为 9~12），可以中和炎症所产生的酸性产物，利于消除炎症和减轻疼痛，也可抑制细菌生长，具有一定的抗菌性能。

2. 促进硬组织形成：作为刺激物或诱导剂，氢氧化钙可激活碱性磷酸酶的活性，激活牙髓组织的防御机制和修复活动。

3. 诱导修复性牙本质形成：氢氧化钙在盖髓治疗中促进牙本质桥形成的机制虽未完全清楚，但组织学研究发现接触氢氧化钙的牙髓组织发生凝固性坏死，下方牙髓组织中的细胞分化为成牙本质细胞，形成牙本质基质，随后发生钙离子沉积，在此界面上形成牙本质桥。钙离子来源于血运，而非氢氧化钙本身的钙离子。

【局限性】

由于氢氧化钙盖髓材料具有强碱性，缺乏黏性，封闭性较差，因此可能存在以下问题。

1. 牙髓慢性炎症：强碱性的盖髓剂氢氧化钙与牙髓创面接触，会引起接触面组织迅速凝固性坏死，还会引起下方牙髓组织轻度慢性炎症，有时会发生牙根内吸收。

2. 牙髓钙化：伴随着牙本质桥形成，钙化可以蔓延至牙髓组织深部，发生髓腔弥散性的营养不良性钙化，甚至根管钙化狭窄。

3. 牙髓再感染：研究发现氢氧化钙盖髓后 1~2 年，盖髓剂下方的坏死层逐渐降解，而其下方的牙本质桥大多有隧孔样结构，微孔的直径可以达到 200μm，在充填材料和牙髓组织间形成间隙，细菌及其代谢产物可以通过微孔向牙髓渗漏，影响其远期封闭能力，造成再感染。这种情况下，50% 的患牙会由于微渗漏出现牙髓感染和坏死。

【用途】

直接和间接覆盖牙髓，活髓切断术后覆盖根髓断面。

【储存】

密封、避光保存。

（二）氢氧化钙复合物盖髓剂

Dycal

Dycal 为双糊剂型。

【主要成分】

糊剂 1 组成：1,3- 丁二醇二水杨酸酯、氧化锌、磷酸钙、钨酸钙和氧化铁颜料。糊剂 2 组成：氢氧化钙、N- 乙基 - 邻 / 对 - 甲苯磺胺、氧化锌、二氧化钛、硬脂酸锌和氧化铁颜料。

钙思莫

钙思莫是一种光固化阻射性单组分氢氧化钙间接盖髓剂。

【主要成分】

氨基甲酸酯双甲基丙烯酸酯（UDMA）、钡铝硅酸盐、硫酸钡、二氧化硅、三乙二醇二甲基丙烯酸酯（TEDMA）和氢氧化钙。

【用途】

建议用于间接盖髓。

【储存】

在 4 ~ 23℃条件下，产品应储存于避光、干燥的环境。用后将盖立即拧紧，保持管口清洁。

（三）无机氧化物聚集体（mineral trioxide aggregate, MTA）

【主要成分】

主要由硅酸三钙、硅酸二钙、铝酸三钙、铁铝四钙、氧化三钙及氧化硅等组成，还含有 X 线阻射物三氧化二铋。

【性能】

1. 良好的生物相容性，可促进硬组织形成：MTA 有良好的生物相容性，具有诱导矿化组织形成的特性。

2. 独特的硬固性能和良好的封闭性：MTA 粉末中含有吸湿性颗粒，粉末吸水形成凝胶状，约 4 小时后硬固成固态。MTA 硬固过程需要有水的存在，因此在口腔这种潮湿的环境中使用 MTA 可以获得其最佳的强度和封闭性。

3. 强碱性可以抑制细菌生长：MTA 混合后呈强碱性，固化过程中 pH 可由 10.2 升至 12.5，与氢氧化钙接近。

4. 良好的机械性能：MTA 硬固后的抗压强度约为 70 MPa（从 24 小时的 40 MPa 逐步上升到 21 天的 67 MPa），与暂封材料（intermediate restorative material，IRM）的抗压强度类似，但是小于银汞合金（311 MPa）。

5. 操作性能不佳：具有固化时间较长、不易操作的缺点。

6. 其他：由于成分中含氧化铝和氧化铋，可导致牙齿变色。

【用途】

可用于盖髓、活髓切断，还可用于根尖诱导成形术、髓室底穿孔或根管穿孔修补、根管倒充填等。与氢氧化钙相比，MTA 直接盖髓后牙髓炎症反应轻，产生的牙本质桥与正常的牙本质桥相似。

【使用方法】

目前的 MTA 每个包装内的产品仅为一次使用准备，使用时将粉状 MTA 和蒸馏水以 3∶1 比例混合调匀，用 MTA 枪或者其他放置器械（如根充用的垂直加压器）将材料置于术区并压紧。如果操作过程中 MTA 变干，可再加入少量蒸馏水重新调制。MTA 完全硬固大约需要 4 小时。

【储存】

材料受潮易变性，应密封保存。

（四）生物活性陶瓷材料

【主要成分】

硅酸钙、氧化锆、氧化钽、磷酸二氢钙和填充剂。代表产品有 iRoot BP plus 等。

【性能】

1. 生物相容性：与 MTA 相似，具有良好的生物相容性。研究还发现 iRoot BP plus 具有促进人牙髓细胞牙本质向分化的能力。

2. 抗菌性：iRoot BP/BP plus 在固化过程中呈强碱性，其初始 pH 可达到 12.8，具有抗菌作用。

3. 封闭性：与 MTA 相似，iRoot BP/BP plus 具有良好的封闭性。

4. 固化反应与机械性能：与 MTA 不同，iRoot BP/ BP plus 是预混合材料，因此使用时不需要调拌，可直接使用。与 MTA 相近，iRoot BP plus 在有水的条件下固化时间大约为 4 小时，固化后也具有较高的抗压强度。

5. 操作性能：iRoot BP/ BP plus 呈膏状，有一定的黏性，易于操作。

6. 其他：由于成分中不含氧化铝和氧化铋，充填后不会引起牙齿着色。

【用途】

可用于盖髓、活髓切断，还可用于根尖诱导成形术、髓室底穿孔或根管穿孔修补、根管倒充填等。

【储存】

常温下保存。

【注意事项】

由于材料接触潮湿环境就开始凝固，每次使用之后要立即盖紧盖子。

（五）硅钙类材料

【主要成分】

硅酸三钙基水门汀。代表产品有 Biodentine 等。

【性能】

1. 有良好的生物相容性。

2. 机械性能：封闭能力和抗压强度与 MTA 相似，可在牙本质界面形成类似磷灰石的晶体。

3. 促进硬组织形成：当用作盖髓剂时，该材料诱导成牙本质样细胞分化、刺激生物矿化，并促进硬组织形成。

4. 操作性能：Biodentine 的临床固化时间短，约为 10 分钟，克服了 MTA 固化时间过长、不易操作等缺点。

【用途】

可用于盖髓、活髓切断，还可作为多种修复材料的垫底材料。

【储存】

常温下保存。

二、多聚甲醛牙髓失活剂

【主要成分】

白色无定形粉末或松脆团块，主要含多聚甲醛、盐酸普鲁卡因和丁香油。

【性能】

多聚甲醛为甲醛的聚合物，在接触组织中的水分后能缓慢释放甲醛，具有抗菌和凝固组织的作用。其杀菌力强，穿透性好，作用持久，刺激性小。

【用途】

主要用于牙髓失活。多聚甲醛作用缓慢，封药时间为2周左右。

【注意事项】

1. 不得用于感染、坏死的根髓。

2. 对于局部麻醉下切除冠髓但根髓尚存活力者，放多聚甲醛时不可加压以免引起疼痛。有些病例因失活不全，可导致残髓炎。

3. 有过敏史患者慎用。

4. 多聚甲醛渗漏会导致牙周组织坏死，可能引起根尖周炎症或组织坏死；若应用在乳牙列，有可能损害继承恒牙胚。

三、根管封药

（一）氢氧化钙糊剂

【性能】

氢氧化钙具有较强的杀菌作用，能抑制细菌脂多糖的生物活性，也能使坏死组织变性，从而更易被次氯酸钠溶液溶解和清除。氢氧化钙生物相容性好，使用安全，而且有刺激骨组织形成的功能。

【使用方法】

氢氧化钙糊剂是目前临床中最为常用的诊间抗菌消毒药物，呈强碱性（pH 为 12.5～12.8）。一般将氢氧化钙粉与生理盐水调拌成糊状，或采用成品的水基氢氧化钙，将糊剂封入根管 1～2 周。

【用途】

根管内封药。

【储存】

密封、避光保存。

（二）Vitapex 糊剂

【主要成分】

碘仿、氢氧化钙和聚硅氧烷油。

【性能】

具有持续杀菌消毒作用，减少分泌物，控制根管内感染，可吸收。

【用途】

用于根尖诱导成形患牙的根管内封药，根管内渗出和叩痛持久的患牙根管内封药，或乳牙根管充填。

四、根管冲洗剂

（一）次氯酸钠（NaClO）

【性能】

次氯酸钠是应用最为广泛的根管冲洗药物，具有广谱杀菌、组织溶解、中和细菌毒素的能力，并具有一定的润滑功能。临床上使用的浓度为 0.5% ~ 5.25%，浓度提高会使作用增强，但细胞毒性、刺激性和腐蚀性也越强。

【作用机制】

次氯酸钠与水反应生成次氯酸，具有很强的杀菌能力；其与水反应生成的氢氧化钠对有机组织有强溶解性，可溶解和清除根管内残髓组织。次氯酸钠还可以中和或灭活细菌产生的毒素脂多糖，是目前仅有的能够破坏或清除细菌生物膜的冲洗液。

NaClO 在水溶液中解离为 Na^+ 和 ClO^-，当溶液处于酸性状态时，可生成次氯酸（HClO），分解产生新生态氧，干扰细菌生物膜的磷酸化和细菌 DNA 的合成过程，从而发挥灭菌作用。次氯酸钠溶液的有效氯浓度指溶液中次氯酸（HClO）的浓度，可以反映含氯化合物的效能。

【储存】

应新鲜配制，密封、避光、阴凉处保存。

【注意事项】

1. 次氯酸钠固体呈黄色，性质不稳定，与有机物或还原剂混合时易发生爆炸。次氯酸钠水溶液呈碱性，是强氧化剂，有类似氯气的气味，受热或被光照会快速分解。

2. 具有强氧化性，不宜与碘化物配伍。

3. 使用这类强有机质溶解剂时，对于根尖孔大或根尖孔已被扩大的根管，应特别谨慎。根管冲洗时不可加压，针头不可堵住根管，以免溶液超出根尖孔，损伤根尖周围组织。

4. 对黏膜组织有刺激，应在橡皮障隔离下操作。

5. 应避免次氯酸钠溶液溅出接触眼睛，或造成衣物损坏、变色。

（二）0.2%～2%氯己定（又称洗必泰）

【性能】

葡萄糖酸氯己定溶液具有广谱、稳定、长效的抗菌特性，作为根管冲洗剂使用时质量浓度为2%。氯己定不具有溶解坏死组织的能力，不能去除玷污层和细菌生物膜。氯己定无刺激性气味，对根尖周组织的刺激性小，和次氯酸钠相比组织相容性更好。

【作用机制】

氯己定不溶于水，需与葡萄糖酸或乙酸形成水溶性的二葡萄糖酸盐或二乙酸盐。药物可穿透细菌胞壁或细胞外膜，攻击细菌的胞质膜或内膜，从而杀灭生物膜中的细菌。它能够与根管壁钙离子螯合，也具有结合蛋白质的能力。其吸附在根管壁表面，可在根管系统中保留抑菌活性长达12周，进而减少细菌繁殖，因此多用于严重感染根管和再治疗根管的终末冲洗，其在根管壁发挥缓释功能，延长根管内的抑菌时间。

【储存】

避光、常温保存。

【注意事项】

1. 氯己定冲洗剂可以与次氯酸钠联合使用。临床操作中，伴随根管机械预备过程的冲洗液首先推荐使用次氯酸钠。

2. 氯己定与次氯酸钠接触会形成有细胞毒性和致癌性的氯苯胺，两者不能直接混合使用。在使用氯己定进行根管终末冲洗时，需用生理盐水或蒸馏水先将根管内的次氯酸钠替换出来。

3. 氯己定凝胶也可作为根管消毒剂。

（三）乙二胺四乙酸二钠

【性能】

乙二胺四乙酸二钠是EDTA的二钠盐，可去除牙本质玷污层。它具有抗微生物作用，能与金属离子螯合，切断细菌的营养而抑制其生长。17%的EDTA二钠盐冲洗剂配合次氯酸钠冲洗根管，可增强次氯酸钠的杀菌效果。临床上通常将 EDTA 冲洗剂放在根管机械预备完成后使用。含过氧化脲的 EDTA 凝胶可作为根管机械预备时的清洁剂和润滑剂。

【作用机制】

17% 的 EDTA 二钠盐溶液通过与根管壁表面及玷污层中的无机物成分起螯合作用，将玷污层清除并暴露牙本质小管。EDTA 冲洗剂并无任何杀菌作用。

【储存】

避光、常温保存。

【注意事项】

1. 在终末冲洗中联合应用次氯酸钠时，EDTA 与次氯酸钠接触后会使游离氯降低，次氯酸钠的组织溶解能力下降。

2. 与氯己定混合会产生白色雾状沉淀。

3. EDTA 可结合牙本质中的钙离子并使牙本质脱矿，可发生螯合作用使根管壁牙本质表面的硬度降低，在根管内长时间放置 EDTA 会造成根管牙本质壁的强度下降。

（四）2% 氯亚明（又称氯胺 -T）

【性能】

氯亚明为有机含氯化合物，是广谱杀菌消毒剂。其消毒作用缓慢而持久，受热时具有强氧化性。其杀菌效能弱于次氯酸钠，有弱的溶解坏死组织和有机物的能力，对健康组织刺激性小。

【作用机制】

氯亚明水溶液可产生次氯酸，并释放新生态氯。

【储存】

密封、避光、阴凉处保存。

【注意事项】

1. 氯亚明水溶液的稳定性较差，临床上应新鲜配制使用。

2. 氯亚明溶液作为冲洗剂起效时间较次氯酸钠慢。虽可利用其刺激性小的特点，在无法进行橡皮障隔离的根管治疗中使用，但还是推荐在橡皮障隔离下将次氯酸钠溶液作为常规根管冲洗剂。

五、根管充填材料——根管封闭剂

（一）氧化锌丁香油封闭剂

【主要成分】

氧化锌丁香油封闭剂是由氧化锌粉与丁香油调和而成的糊剂，数小时后硬固。加入一些化学成分可提高其根管充填的性能，例如加入一些金属盐以提高其 X 线阻射性，加入松香和加拿大香脂可以增加其与牙本质的粘接性，加入微量多聚甲醛和杀菌剂可使其具有抗菌作用，加入皮质激素可抑制根管充填后的炎症反应。

【性能】

氧化锌成分具有收敛、抑菌作用；凝固过程中体积收缩幅度较小（0.14%），水溶解性较大，封闭性能略低于其他封闭剂。氧化锌丁香油材料如超出根尖孔将引起根尖周组织的炎症反应，并会持续一段时间。

（二）树脂类根管封闭剂

【主要成分】

以环氧树脂为基质，与引发剂双组分混合后开始发生固化。代表产品有 AH plus 等。

【性能】

固化时间为 8~10 小时（37℃），操作时间充分，固化后水溶解性低，长期稳定性好；聚合收缩幅度较小（1.46%~1.74%），根管封闭性能较好，有较好的抗菌性和粘接性。有一定细胞毒性，对根尖周组织的刺激性轻微，属于临床可接受范围。如果用过氧化氢溶液冲洗根管，残留的过氧化氢可与环氧树脂反应，形成微小气泡，影响封闭效果。

（三）氢氧化钙基根管封闭剂

【主要成分】

氢氧化钙。代表产品有 Sealapex、Apexit 和 CRCS 等。

【性能】

凝固时间为 2~8 小时，接触水分后凝固速度加快；缺乏化学粘接性，水溶解性较大，影响材料封闭性；呈碱性，对常见的根管厌氧菌和需氧菌有一定的抗菌作用。其优点是具有较好的抗菌效果，可使类牙本质和类牙槽骨沉积，促进牙槽骨的生长。有轻度的细胞毒性，可能刺激根尖周组织发生慢性炎症反应。

【注意事项】

主要成分为氢氧化钙。如果长时间暴露于组织液，由于氢氧化钙的释放，可使材料溶解。

（四）玻璃离子类根管封闭剂

【性能】

玻璃离子类根管封闭剂中的玻璃离子水门汀与牙本质有良好的粘接性。在固化时有细胞毒性，炎症反应随时间延长而逐渐减弱。

【注意事项】

这类材料在治疗失败后再治疗时不易被取出。

（五）硅树脂根管封闭剂

【主要成分】

聚二甲基硅氧烷。代表产品有 Roekoseal 和 Guttaflow 2。

【性能】

聚合时体积膨胀，具有不溶性，不被吸收，有良好的封闭性。硅氧烷类封闭剂与牙本质无化学粘接，易取出，再治疗容易。此外，这类封闭剂还具有良好的生物学性能，新鲜调和时具有一定的抑菌性，不含丁香油，对根尖周组织刺激小。

（六）生物陶瓷封闭剂

【主要成分】

生物陶瓷封闭剂由硅酸钙、氧化锆、氧化钽、磷酸二氢钙、氢氧化钙、增固剂、填料等组成，是一种预混合的封闭剂。其硬固不收缩，具有良好的生物相容性、封闭性和抗菌性。代表产品有 iRoot SP 等。

【性能】

该封闭剂在根管内可吸收根管内或牙本质小管内残留的水分而

发生固化反应，反应过程中会升高局部 pH，有羟基磷灰石形成。固化时间 4 小时，无固化收缩；具有杀菌和抑菌功效；凝固前可能会造成刺激反应，凝固后生物相容性好，具有生物活性；可以与根管内表面形成物理和化学结合力。

【储存】

室温下保存于干燥处，以避免与潮湿物体接触发生凝固。

六、根管充填材料——牙胶

【主要成分】

20% 天然牙胶、59% ~ 75% 氧化锌，另外还含有蜡、树脂和金属盐等。

【性能】

无毒、无味、无刺激性，微具弹性，溶于氯仿、乙醚等药物。遇热变软（30 度以上），冷却变硬。易于充填和取出。

牙胶为生物学惰性材料，对根尖周组织刺激性小，过敏反应少，易于放入和取出。牙胶不使牙齿着色，具有 X 线阻射和三维稳定性，加热变软呈流动性状，能较好地封闭根管系统。

【常用类型】

1. 标准牙胶尖：锥度和颜色的标记与 ISO 标准器械一致，锥度为 0.02，尖端型号从 15 号至 140 号，尖端直径的误差在 0.04 mm 范围之内。推荐使用牙胶尖直径测量尺修整牙胶尖的尖端直径。

2. 非标准牙胶尖：锥度和尖端直径与镍钛锉规格相匹配。可恒定锥度，锥度由小到大可依次为 0.019、0.025、0.032、0.038、0.041、0.054、0.063、0.082 和 0.083；也可为变锥度。在根管充填时多用于热牙胶垂直加压技术。

【保存与消毒】

牙胶尖应避光保存，否则易老化变脆；保存时间过久也会使牙胶尖氧化变脆。临床使用前牙胶尖应再次消毒，消毒方法可采用 2.5% ~ 5.25%NaClO、75% 乙醇以及 3%H_2O_2 浸泡片刻。

七、根管充填牙胶溶解剂

【主要成分】

代表试剂是三氯甲烷（哥罗仿、氯仿）。

【性能】

为无色挥发性液体，有特殊气味，微溶于水，有一定的毒性。对黏膜有刺激性。可软化和溶解根充牙胶。

【储存】

密闭于棕色瓶中，阴凉处保存。

【注意事项】

使用三氯甲烷时，防止药物流入患者口腔中，避免刺激口腔黏膜。

八、牙髓外科用制剂与材料

（一）倒充填材料

1. 无机氧化物聚集体（MTA），见本节"盖髓护髓剂"部分。

2. 生物活性陶瓷材料（如 iRoot BP plus），见本节"盖髓护髓剂"部分。

（二）染色剂

亚甲蓝染色剂：用于截根后对根尖截面的检查。用小毛刷涂布在牙根截面可清晰显示出牙周膜和牙髓组织。

（三）止血剂

1. 局部收缩血管的药，如肾上腺素，也有含肾上腺素棉球的成品。

2. 硫酸亚铁：可用于骨腔止血。具有细胞毒性，可能造成组织坏死，使用时不能与软组织瓣接触。

3. 可吸收明胶海绵：用于创面毛细血管渗血的止血。

（四）骨组织植入材料

植入材料具有生物相容性和临床可操作性，主要通过骨引导作用、骨诱导作用和骨生成作用促进骨修复。代表产品有海奥、Bio-Oss骨粉等。

【分类及主要成分】

1. 自体骨：植骨材料来源于患者自身。可在患者口腔内的拔牙创、上颌结节、无牙区的牙槽嵴、磨牙后区及颏部等部位采取植骨用的骨质，也可从成形和骨切除术中获得骨碎片用于植骨。自体骨的优点是具有骨生成能力，但结果不易预测。缺点是增加了患者供区的手术创伤。

2. 异体骨：植骨材料来源于同一物种的不同个体。异体骨必须经过严格的健康筛选，经冷冻、辐射或化学方法处理，消除抗原性，消除可能存在的病毒感染等，以免造成疾病传播。这类材料包括健康捐献者的新鲜冷冻骨和骨髓、冻干骨、脱钙冻干骨。异体骨的优点是骨源丰富，因不必进行自体取骨而使手术简化，免除患者取骨的创伤和痛苦；冻干骨具有骨引导作用，脱钙冻干骨在脱钙处理后暴露了骨基质中的骨形成蛋白，因而具有骨诱导作用。缺点是仍不能完全排除抗原性及疾病传播的危险性。

3. 异种骨：植骨材料来源于不同的物种。目前应用最多的异种骨材料是对小牛骨进行特殊处理后，除去所有有机成分，只留下骨的无机骨基质，并且具有自然、多孔的无机骨支架结构，如Bio-Oss，主要成分为羟基磷灰石和胶原蛋白。临床应用后在多孔结构内有新骨形成。但是，异种骨材料只有骨引导作用，无成骨和骨诱导作用。

4. 骨替代品：为合成的材料或无机材料，作为骨的替代品用于植骨术，其并非来源于骨组织。这类材料有多种，如磷酸钙生物材料、珊瑚来源的材料、生物活性玻璃等。磷酸钙生物材料具有良好的生物相容性，不引起任何炎症反应和排异反应，具有骨引导作用，而不具有骨诱导作用；代表性的材料为羟基磷灰石、β-磷酸三钙，可制成颗粒状、多孔的块状等。珊瑚来源的材料具有较好的生物相容性，有自然珊瑚材料和由珊瑚材料制成的多孔羟基磷灰石。生物活性玻璃由钠盐、钙盐、磷酸盐和二氧化硅组成。

【作用机制】

1. 成骨作用：植骨材料中含有的细胞能形成新骨。

2. 骨诱导作用：这是一种化学过程，在此过程中植骨材料中的分子［如骨形成蛋白（BMPs）］能诱导邻近的细胞转化为成骨细胞，从而形成新骨，材料最后被置换或吸收。

3. 骨引导作用：这是一种物理作用，植骨材料的基质形成支架以利于邻近组织的细胞进入植骨材料，从而形成新骨。

【使用要点】

1. 使用骨修复材料时必须遵守无菌操作的原则。

2. 暴露缺损处后，完全去除肉芽组织及炎性组织。

3. 植入前将骨修复材料颗粒或者多孔骨块与患者血液或生理盐水溶液混合。使用无菌器械（刮勺、刮匙或注射器）将骨修复材料颗粒置入缺损处，或者使用无菌镊子、剪子或其他器械将骨修复材料多孔骨块修剪成理想大小并置入缺损处。

4. 可用无菌刮勺或其他合适的器械直接在手术部位上塑形。

5. 封闭伤口时，软组织应当尽量将植入的骨修复材料完全覆盖并缝合固定。

6. 通常推荐使用引导组织再生膜覆盖骨植入材料。

【注意事项】

1. 经辐射灭菌，为无菌制品，包装内产品无菌，应严格无菌操作。

2. 一次性使用，不得二次灭菌使用。若无菌包装破损，禁止使用。超过有效期的产品不得使用。

（五）引导组织再生膜

引导组织再生膜多为异种脱细胞真皮基质，主要成分为胶原蛋白，可在体内降解，无免疫排斥反应。为白色或略带黄色、无刺激性气味的片状膜。

【性能及作用机制】

具有生物相容性，不会引起免疫反应和慢性炎症。具有屏障作用，防止上皮细胞根尖迁移，为再生细胞保持提供空间。具有一定的韧性，不易塌陷，为再生性生长提供空间。具有临床可操作性，适用于不同类型和大小的缺损，可进行外形的修剪，以贴合创面，还应利于放置。

【使用要点】

1. 修剪膜片，使其与患者骨缺损区形状接近。

2. 用患者血液或生理盐水浸润。

3. 将膜覆盖于骨修复材料上方，其"UP"面朝向牙龈组织，置于骨修复材料与黏骨膜瓣之间，边缘应超出骨缺损区至少3 mm。借助血液和组织液的湿润使膜贴附，必要时可用生理盐水涂抹使其贴附，膜较大时可用双层膜交叉覆盖法或钛钉进行固定。

4. 在无张力状态下严密缝合黏骨膜瓣，避免牙龈裂开造成膜暴露而加速吸收；创口较大时可旋转或移植黏膜瓣关闭创口。

【注意事项】

1. 本品为无菌制品，应严格无菌操作。一次性使用，不得二次消毒使用。

2. 若包装破损，禁止使用。包装打开后不得暴露在其他化学物质中，而只能存放在无菌生理盐水中。

3. 使用时应严格按说明书规定充分水化、浸泡。

4. 在软组织基底创面使用时，膜片应比创面略大。注意"UP"面方向，以利于愈合。

5. 创面止血须彻底。

第七章

口腔门诊的急救管理

牙科治疗前须对患者的身体健康状况进行细致的评估和记录，有助于制定有效的治疗方案，可减少或避免在口腔诊室发生意外事件。对于伴有高血压、冠心病、糖尿病等系统性疾病的患者，妊娠期女性，以及老年患者，都需要先评估其全身状况，再选择恰当的牙科急症处理方式。

为防范意外事件发生，保证医疗安全，口腔诊室应当配备基本急救药物和基本急救设备，口腔医护人员必须掌握基本急救技能和急救流程。当意外事件发生时，医护人员可有条不紊地开展施救工作，为患者提供基础生命支持，为急救专业人员的高级生命支持创造条件，提高救治成功率。

第一节　系统性疾病患者口腔急症处理的风险评估

对患有系统性疾病的患者，建议在口腔治疗前进行必要的风险评估，并记录在案。有研究表明，通过仔细的评估并制定有效的治疗方案，大约可避免90%发生在口腔诊室的意外事件。

一、系统性疾病患者口腔治疗前的风险评估

（一）评估方法

治疗前评估的方法包括病史询问、体格检查及实验室检查。对口腔医师而言，主要的评估信息来自于对患者的病史询问和简单的

体格检查。

1. 病史询问：病史调查一般是患者以书面形式完成病史问卷，医师依此对患者的健康状况作出评估。口腔医师应常规询问初诊患者的全身健康状况，对患有系统性疾病的患者应进一步询问其临床症状、体征及治疗史，依据其临床表现大致判断该疾病可能存在的口腔治疗风险。常规询问的系统性疾病主要包括高血压、心脏病、脑血管病、糖尿病、甲状腺功能异常、癫痫、肝肾疾病、哮喘、血液病等，对妇女还应视情况询问是否妊娠等。

2. 体格检查：对患有系统性疾病的患者应进行最基本的生命体征检查，首诊时获得的生命体征为基础生命体征，依此可评估患者承受口腔治疗的能力，其次可在出现危急状况时用做数据对比。其中，血压、心率、心律及呼吸频率是评价患者心脏与呼吸系统功能最基本的信息。

口腔诊室内可进行的心率和心律检查主要依靠脉诊方式，测量时间至少持续 30 秒。正常成人心率为 60~100 次/分，心律有异常时应建议患者做心电图检查。呼吸频率可通过观察患者胸部起伏次数获得，观察时间至少持续 30 秒。正常成人呼吸频率是 12~20 次/分。

（二）评估标准

患者健康状况的评估标准主要参考 2019 年美国麻醉师协会（American Society of Anesthesiologists，ASA）修订的 ASA 身体状况分级系统，其广泛应用于围术期的风险评估，大量文献的研究结果表明该评估系统具有很好的实用性。

1. ASA Ⅰ级：正常的、健康的、没有系统性疾病的患者。

2. ASA Ⅱ级：患有轻度系统性疾病，无症状表现（功能代偿阶段），日常活动无显著影响的患者。

3. ASA Ⅲ级：患有明显的系统性疾病，日常活动受限但无功能不全（早期失代偿阶段）的患者。

4. ASA Ⅳ级：患有严重系统性疾病，行动受限（失代偿阶段），经常有生命危险的患者。

5. ASA Ⅴ级：濒临死亡，无论手术与否都不能活过 24 小时的临终患者。

6. ASA Ⅵ级：临床死亡、脑死亡患者，仅作为器官移植供体。

（三）患者健康程度与口腔治疗风险

1. ASA Ⅰ级：患者可以进行常规的口腔治疗。

2. ASA Ⅱ级：患者口腔治疗风险较小，可进行常规的口腔治疗，但须谨慎，最好在减压（语言安抚或镇静）和监护下进行治疗。此级患者一般无须请其他专业医师监护。

3. ASA Ⅲ级：患者口腔治疗风险较大，治疗前最好经疾病相关专业医师会诊以确定是否适宜口腔治疗，治疗时应准备好急救药物和器材，在减压和监护下进行。此级患者视情况可请疾病相关专业医师监护。

4. ASA Ⅳ级：患者不能进行有创性的口腔治疗，急诊患者必须在相关专业医师的严格监护下或住院条件下进行无创或微创性治疗。

5. ASA Ⅴ级：患者的预期存活时间不超过 24 小时，又被称为 DNAR（不要试图复苏）或没有生存希望的患者，一般不会出现在口腔医院中；如必须进行口腔治疗，也只限于缓解疼痛。

二、常见系统性疾病口腔治疗的风险评估与防范

（一）高血压

收缩压≥ 140 mmHg 或舒张压≥ 90 mmHg 即为高血压。高血压是卒中、冠心病、心力衰竭等危及患者生命疾病的重要危险因素。患者对口腔治疗的高度恐惧或口腔治疗中的不良刺激会使血压有不同程度的升高，治疗前评估和治疗中采取必要的减压措施并注意监护可降低发生意外事件的概率。

1. 风险评估：高血压患者就诊时，应进行病史访谈并现场测量血压。询问内容包括：

（1）是否存在危险因素（男 ≥55 岁，女 ≥65 岁，吸烟，血胆固醇水平异常，早发心血管疾病家族史，肥胖）。

（2）是否伴发糖尿病。

（3）是否有靶器官受损。

（4）有无心、脑、肾、血管等部位并发疾病。

根据患者血压水平和病史访谈结果进行风险评估，高血压的风险评估见表 7-1。

表 7-1　高血压风险评估对照表

	血压水平（mmHg）		
	收缩压 140 ~ 159 或舒张压 90 ~ 99	收缩压 160 ~ 179 或舒张压 100 ~ 109	收缩压 ≥ 180 或舒张压 ≥ 110
无危险因素	低度风险 （ASA Ⅱ级）	中度风险 （ASA Ⅱ级）	高度风险 （ASA Ⅲ级）
1 ~ 2 个危险因素	中度风险 （ASA Ⅱ级）	中度风险 （ASA Ⅱ级）	极高风险 （ASA Ⅳ级）
≥ 3 个危险因素 或糖尿病或靶器官受损	高度风险 （ASA Ⅲ级）	高度风险 （ASA Ⅲ级）	极高风险 （ASA Ⅳ级）
有并发疾病	极高风险 （ASA Ⅳ级）	极高风险 （ASA Ⅳ级）	极高风险 （ASA Ⅳ级）

2. 风险防范：低度风险患者可以进行常规的口腔治疗；中度风险患者休息 5 分钟后复测，复测结果无明显变化时，建议患者舌下含服硝苯地平 10 mg（推荐使用）或硝酸甘油 0.5 mg（最好使用患者自带的药物），患者血压降到下一级水平时可以进行口腔治疗，但需更加谨慎；高度风险患者建议在内科医师严格心电监护下进行口腔治疗；极高风险患者不宜进行有创性的口腔治疗，建议使用药物控制疼痛。

对高血压患者开展治疗时应注意以下问题：

（1）治疗前采用心理安抚或镇静措施减轻患者的焦虑情绪。

（2）检查并记录患者的生命体征，治疗中注意监护，不断与患者交流。如患者有不适症状，应停止操作，测量血压，进行生命体征的再评估。

（3）无痛操作，可以使用含肾上腺素的局部麻醉药，但要注意控制剂量和注射方式（推荐使用局部浸润技术或牙周膜注射技术）。

（4）使用硝酸甘油降压时，建议从小剂量开始服用，效果不明显时再逐渐追加剂量。用药过程中要密切监测血压，避免血压骤降。

（二）心脏病

心脏病的种类很多，临床以心绞痛最为常见，以心肌梗死和心力衰竭风险最大。运动、寒冷、精神紧张、情绪激动、饱餐、焦虑或疼痛等均可诱发心脏病的急性发作，无论风险等级如何，在口腔治疗时均应高度警惕，并将治疗的不良刺激降到最低。

1. 风险评估：心脏病患者就诊时，应注意询问所患心脏病类型、发作频率、诱发因素、行动受限状况及有无其他伴发疾病，根据患者的心力储备能力进行风险评估。

（1）心绞痛的风险评估

1）低度风险（ASA Ⅱ级）：发作频率 0 ~ 1 次 / 月，一般体力活动不受限，可轻松走 200 米或爬 1 层楼，在强、快或持续用力时诱发，无伴发疾病。

2）中度风险（ASA Ⅲ级）：发作频率 2 ~ 4 次 / 月，日常体力活动受限，可断续走完 200 米或爬 1 层楼，在餐后、遇冷风、情绪紧张时明显，无伴发疾病。

3）高度风险（ASA Ⅲ级）：发作频率 2 ~ 3 次 / 周，日常体力活动显著受限，不能走完 200 米或爬 1 层楼。

4）极高风险（ASA Ⅳ级）：轻微活动或休息时发生，或每日均发生疼痛，或发生时间长达 20 分钟以上（不稳定型心绞痛、梗死前心绞痛）。

（2）心肌梗死的风险评估

1）高度风险（ASA Ⅲ级）：首次发生心肌梗死，发生时间距就诊时超过 6 个月，且没有遗留心肌梗死的症状与体征。

2）极高风险（ASA Ⅳ级）：首次发生心肌梗死，但发生时间距就诊时不到 6 个月；或首次发生心肌梗死，且发生时间距就诊时已超过 6 个月，但仍遗留心肌梗死的症状与体征；或有 2 次及以上心肌梗死发作史。

（3）心力衰竭的风险评估

1）高度风险（ASA Ⅲ 级）：休息时心力衰竭症状不明显，日常活动后感到疲劳，爬 1 层楼梯可出现心力衰竭症状，药物控制良好，无急诊或住院治疗史。

2）极高风险（ASA Ⅳ 级）：严重的心力衰竭，在休息时也可出现心力衰竭症状，伴有端坐呼吸和踝部肿胀，有时夜间睡眠中会因呼吸急促而醒来，仰卧位睡眠时呼吸困难，需要经常吸氧或坐轮椅，有急诊或住院治疗史。

2. 风险防范：低度风险患者在准备好急救药物和设备（主要是氧气和硝酸甘油）的前提下可进行常规的口腔治疗。治疗时应注意以下问题：

（1）治疗前检查并记录患者的生命体征，治疗中注意监护。如患者有不适症状，应停止所有口腔操作，再次评估生命体征；如有胸痛发作，应及时让患者自己调整到最舒适体位，并立即启动诊室急救程序。

（2）心理安抚，减轻压力，必要时可采取镇静措施。

（3）常规剂量的局部麻醉药一般不会对心血管系统产生不利影响，也可以使用含肾上腺素的麻醉药。麻醉时注意无痛操作、剂量控制及注射方式。

（4）治疗全程可以给予氧气吸入（鼻导管氧气流量为 3～5 L/min，鼻罩氧气流量为 5～7 L/min）。

建议中度风险患者在内科医师心电监护下进行口腔治疗，并尽量缩短治疗时间；高度风险或极高风险患者尽量使用药物控制，如必须进行操作性治疗，建议在内科医师的严密监护下或住院条件下进行无创或微创性治疗。

（三）糖尿病

糖尿病患者未经治疗或虽经治疗但未能很好地控制，血糖水平可出现明显波动，口腔治疗的应激反应会加重血糖波动，存在发生糖尿病危象的可能性。此外，糖尿病患者抗感染能力较差，容易引起创口感染或愈合缓慢。为预防糖尿病危象发生、减少口腔治疗的术后并发症，治疗前最好对未经治疗或血糖控制不稳定的糖尿病患者进行血糖快速检测。

1. 风险评估：糖尿病患者就诊时，应询问所患糖尿病的类型、控制方式、是否易发生低血糖或高血糖症状、目前血糖和糖化血红蛋白水平，是否伴发心、脑、肾、视网膜等部位并发症及严重程度，根据糖尿病类型和控制程度进行风险评估。

（1）低度风险（ASA II级）：控制良好的 2 型糖尿病，空腹血糖 4.4 ~ 7.2 mmol/L，非空腹血糖 10 mmol/L 以下，糖化血红蛋白 < 7.0%，无严重并发症。

（2）中度风险（ASA III级）：

1）控制良好的 1 型糖尿病，具体控制目标见表 7-2。

2）控制不太理想的 2 型糖尿病，但未达到 ASA IV级程度。

表 7-2　儿童和青少年 1 型糖尿病控制目标

年龄段	餐前（mmol/L）	餐后（mmol/L）	糖化血红蛋白 HbA$_{1c}$
0 ~ 6 岁	5.6 ~ 10.0	6.1 ~ 11.1	7.5% ~ 8.5%
7 ~ 12 岁	5.0 ~ 10.0	5.6 ~ 10.0	< 8%
13 ~ 19 岁	5.0 ~ 7.2	5.0 ~ 8.3	< 7.5%

（3）高度风险（ASA IV级）

1）2 型糖尿病未控制，血糖 > 22.2 mmol/L，糖化血红蛋白 > 9.5%。

2）未达到控制目标的 1 型糖尿病。

3）伴发心、脑、肾、视网膜等部位严重并发症的各型糖尿病。

4）经常出现低血糖或高血糖症状的各型糖尿病。

2. 风险防范：低度风险和中度风险患者均可常规进行口腔治疗，高度风险患者不宜进行有创的口腔治疗，建议先到综合医院治疗糖尿病。

糖尿病患者治疗时应注意以下问题：

（1）空腹血糖接近正常值下限（血糖水平 4.4~6.6 mmol/L）时，易出现低血糖症状，建议在治疗前进食含糖食物予以纠正。

（2）避免或限制使用含肾上腺素的局部麻醉药，推荐使用不含肾上腺素的利多卡因，以防造成注射部位组织坏死。

（3）治疗时密切监测患者的生命体征和意识状态，当出现低血糖或高血糖症状时，启动应急处理预案。

（4）对于炎症程度较重的急性根尖周炎患者，建议术后给予广谱抗生素控制感染。

（5）1 型糖尿病患者在治疗后应监测血糖水平，如血糖出现较大波动，建议患者到综合医院治疗。

（四）妊娠期

妊娠是口腔治疗的相对禁忌证，非急症情况下最好建议患者择期治疗。如情况允许，最好在分娩 6 周之后再进行口腔治疗；如患者希望在妊娠期内进行口腔治疗，建议将治疗时间选择在妊娠的 4~6 个月。

急症情况下，根据患者所患的口腔病症、拟采取的治疗措施及患者的全身健康状况进行口腔治疗的风险评估，并与患者及家属充分沟通。

1. 风险评估：询问患者妊娠史，妊娠过程中是否合并心脏病、高血压、甲状腺功能亢进症、糖尿病、肾病、血液病等系统性疾病，此次妊娠有无异常状况，同时测量血压，依据患者全身状况综合判断口腔治疗的风险。

（1）低度风险：妊娠中期（第 4~6 个月）且未合并系统性疾病。

（2）中度风险：妊娠早期（第 1~3 个月）、妊娠中期（第 7~9 个月）且未合并系统性疾病。

（3）高度风险：合并心脏病、高血压、甲状腺功能亢进症、糖尿病、肾病、血液病等系统性疾病。

2. 风险防范：低度风险患者可以常规进行操作简单的应急处理。中度风险患者治疗前最好向患者的产科医师咨询，对本次或既往妊娠异常的患者更应谨慎；若必须进行口腔急症处理，建议在严密监护下进行。高度风险患者治疗风险很大，不宜进行有创性的口腔治疗；若必须进行操作性治疗，术前须请患者的产科医师评估健康状况并在相关医师的严密监护下进行治疗。

妊娠期患者治疗时应注意以下问题：

（1）治疗前记录患者的血压、心率、心律、呼吸频率等生命体征，并采取语言安抚等减压措施，尽可能地缩短口腔治疗时间。

（2）让患者采用舒适体位，妊娠后期宜采用半卧位。

（3）治疗应在无痛状态下进行，口腔局部麻醉药（无论是否含有肾上腺素）没有致畸作用，理论上可以使用于妊娠各阶段，但目前的麻醉药均没有达到基本安全的 A 级标准，利多卡因相对安全（B级），甲哌卡因为 C 级，阿替卡因风险未知。局部麻醉时要注意小剂量、低浓度、慢流量推注麻药。

（4）必须使用抗生素的患者，若无青霉素过敏史，可选用青霉素类或头孢菌素类药物。

（5）必须拍 X 线片的患者则需穿着铅衣。

（五）老年口腔急症患者

老年人口腔急症主要有急性牙痛、牙源性蜂窝织炎、颌面部创伤、牙源性出血、颞下颌关节脱臼。由于年龄、基础健康以及合并其他系统疾病而长期服药的影响，老年人口腔疾病的疗程和转归不像其他年龄组那样规律。同时，心理和生理上的原因使他们对口腔急症治疗的耐受性明显降低。突出表现为就医主动性差，恐惧治疗带来的痛苦；担心疾病的转归危及生命安全；厌烦多次复诊以及顾虑医疗费用不足等。基于上述特点，老年人在口腔急症的治疗过程中容易突发心肌梗死、脑血管意外、呼吸道梗阻、感染性休克、顽固性口腔出血、颞下颌关节脱臼等严重的并发症。因此，对老年人口腔急症术前医疗风险的评估与预防措施的实施是确保医疗安全的关键。

1. 治疗中存在的风险：除了常见系统性疾病的风险之外，老年急症患者还可能存在以下风险。

（1）无陪伴老年口腔急症患者的风险：由于老年人行动不便、

记忆力差，就诊时对所发生的病情不能详细描述，对医生的治疗方案和病情转归不能充分地理解。在就医流程中由于无人照顾，易发生跌倒损伤；治疗后无人陪护观察；对健康宣教的依从性差，不能有效地配合治疗。

（2）人体衰老后都伴有不同程度的器官功能降低和病理改变，特别是老年人易伴有心血管疾病、中枢神经系统疾病和糖尿病等。这些基础疾病的存在会导致患者的免疫力低下，治疗时患者会因恐惧感而出现血压升高和心率加快，增大了发生心肌梗死、脑血管意外的可能性。

（3）长期服用抗凝药物可加剧老年患者颌面外伤治疗中出血的控制难度。长期糖尿病可加重患者颌面部炎症的发展，治疗时应延长抗炎的治疗时间。

（4）老年人由于神经系统的退变，吞咽功能较其他年龄组均有所下降。在口腔急症治疗时应注意防止患者发生误吸，导致呼吸道梗阻而危及生命。

（5）对于习惯性脱臼的老年患者，由于骨骼脆弱和牙齿松动，治疗时有发生颌骨骨折的风险，且关节复位过程中松动牙齿的脱落易引发误吸，阻塞呼吸道而危及生命。

2. 预防措施

（1）在老年口腔急症患者的治疗中，做好心理干预和健康宣教对降低医疗风险是非常必要的。通过医患沟通，加强患者对所患疾病、就诊流程的理解以及对疾病转归的信心；医护人员的心理引导和人文关怀对避免由紧张、畏惧而引发的全身不良反应非常重要，应贯穿治疗全过程。健康宣教不仅要针对患者本人，同时也要使患者的陪伴者知晓，以帮助、督促患者完成宣教的内容，确保整体医疗方案得到实施。

（2）必要时采用心电监护仪对患有心脑血管病的老年患者在治疗前、中、后实施心电监护，随时监控患者的生命体征变化。

（3）做好呼吸道监护，根据老年人吞咽反射不灵敏的特点，治疗时可采用"橡皮障""四手操作"，随时吸净口腔内的过滤水、唾液、血液、脓液，防止误吸、误吞。

（4）严格遵循无菌、无痛、无伤害的理念，开展微创治疗。

第二节　基本急救药物

口腔诊室必须配备应对危急事件的抢救药物，从而为后续专业急救人员进一步处理争取宝贵时间。针对一些普通意外事件，如晕厥、体位性低血压、心绞痛和过度换气等，口腔诊室也应配备应对以上事件的急救药物。北京大学口腔医院为保障临床抢救工作顺利开展，制定了抢救车管理规定，并对其中急救药物、物品配置等进行规范化管理。根据卫生部 2011 年发布《三级综合医院评审标准实施细则》（2011 年版）、中国药学会医院药学专业委员会 2012 年发布《高危药品分级管理策略及推荐目录》的要求，急救药物中属于高危药物者需符合上述高危药品管理要求。

一、高危急救药物

1. 盐酸异丙肾上腺素注射液（2 ml：1 mg）：强心药物，主要用于心源性或感染性休克及心搏骤停患者的抢救。

2. 重酒石酸去甲肾上腺素注射液（1 ml：2 mg）：升血压药物，主要用于急性心肌梗死引起的低血压和低血容量性休克、中毒性休克、心源性休克的急救。

3. 盐酸肾上腺素注射液（1 ml：1 mg）

（1）适应证：其为抗过敏性休克、强心药物，主要用于过敏性休克的抢救和各种原因导致的心搏骤停的复苏。

（2）用法用量：皮下注射，一次 0.25～1 mg（1/4～1 支），一次剂量不能超过 1 mg（1 支）。

（3）注意事项：患有高血压、器质性心脏病、冠状动脉疾病、糖尿病、甲状腺功能亢进症、洋地黄中毒的患者慎用。

4. 重酒石酸间羟胺注射液（阿拉明，1 ml：10 mg）：升血压药物，主要用于休克早期的治疗，也可用于治疗心源性休克或败血症所致的低血压。

5. 盐酸乌拉地尔注射液（亚宁定，5 ml：25 mg）：用于治疗高血压危象（如血压急剧升高）、重度和极重度高血压及难治性高血压。

6. 盐酸多巴胺注射液（2 ml：20 mg）：升血压药物，主要用于各类休克的急救。

7. 盐酸普罗帕酮注射液（心律平，10 ml：35 mg）：用于阵发性室性心动过速、阵发性室上性心动过速及预激综合征伴室上性心动过速、心房扑动或心房颤动的预防及各种早搏的治疗。

8. 盐酸利多卡因注射液（5 ml：0.1 mg）：抗心律失常药物，主要用于急性心肌梗死后的室性心动过速的救治。

9. 盐酸胺碘酮注射液（可达龙，3 ml：0.15 g）：不宜口服给药时用本品治疗严重心律失常，尤其适用于治疗房性心律失常伴快速室性心律、W-P-W 综合征的心动过速、严重室性心律失常、体外电除颤无效的心室颤动相关心脏停搏的心肺复苏。

10. 去乙酰毛花苷注射液（西地兰，2 ml：0.4 mg）：抗心律失常药物，主要用于充血性心力衰竭的急救。

二、非高危急救药物

1. 盐酸维拉帕米注射液（异搏定，2 ml：5 mg）：用于快速阵发性室上性心动过速的转复以及心房扑动或心房颤动心室率的暂时控制。

2. 硝酸甘油片（每片 0.5 mg）

（1）适应证：冠状动脉扩张、快速降压药物，主要用于缓解心绞痛发作症状和高血压的临时降压。

（2）用法用量：舌下含服，1~3 分钟起效，5 分钟达到最大效应；成人一次用 0.25~0.5 mg（半片至 1 片），每 5 分钟重复一次，推荐使用患者自带的药物。

（3）注意事项：①从小剂量开始使用，依据效果逐渐加量，5~10 分钟后可重复用药，每天最多用药 3 次；②用药过程中密切监测血压，使血压平稳下降。

3. 硝酸甘油注射液（1 ml：5 mg）：抗心绞痛药，药物功能与硝酸甘油片相同，适用于不能口服用药的患者。

4. 地塞米松磷酸钠注射液（1ml：5mg）：抗过敏、抗炎药物，主要用于过敏性与自身免疫性炎症性疾病的治疗。

5. 碳酸氢钠注射液（1ml：5mg）：用于轻至中度代谢性酸中毒的治疗。

6. 尼可刹米注射液（可拉明，1.5ml：0.375g）：呼吸兴奋药，主要用于治疗中枢性呼吸抑制及其他原因引起的呼吸抑制。

7. 盐酸洛贝林注射液（1ml：3mg）：呼吸兴奋药，主要用于治疗各种原因引起的中枢性呼吸抑制。

8. 氨茶碱注射液（2ml：0.25g）：适用于支气管哮喘、慢性喘息性支气管炎、慢性阻塞性肺疾病等缓解喘息症状，也可用于治疗心功能不全和心源性哮喘。

9. 硫酸阿托品注射液（1ml：0.5mg）：抗休克、心动过缓药物，主要用于感染性休克患者的抢救。

10. 呋塞米注射液（速尿，2ml：20mg）：利尿药物，适用于治疗高血压伴肾功能不全或出现高血压危象、水肿性疾病、各种原因导致的肾血流灌注不足以及高钙血症和高钾血症。

11. 盐酸多沙普仑注射液（佳苏仑，5ml：0.1g）：用于呼吸衰竭。

12. 苯海拉明注射液（1ml：20mg）

（1）适应证：抗过敏药物，主要用于急性过敏反应的抢救，也适用于不能口服用药的普通过敏反应患者。

（2）用法用量：深部肌内注射，一次20mg，一日1~2次。

（3）注意事项：重症肌无力、闭角型青光眼、前列腺肥大患者，对本药过敏者，以及新生儿和早产儿禁用。

三、急救药物管理

对急救药物做到定人管理、定期清点、定区放置、固定数量，并有制度保障。确保急救药物种类齐全，数量固定，按序摆放，无过期、无破损、无变质，标签清楚，并严格管理。具体管理必须做到以下四点。

1. 专人管理：指定急救药物责任护士，定期清点数量、核对药物内容及有效期；设急救药物清点登记本并详细记录，封存前需两人核对并双签字；失效期前 3 个月更换新批号。

2. 固定放置：设置专用抢救车放置急救药物，并摆放于固定位置，使用后必须放回原位；急救药物不能外借。

3. 层级摆放：急救药物需分类、分区放置；使用过程中，采用左放右取的方式，按日期顺序摆放；药物包装需原药装原盒；高危药盒外均贴高危药标识。

4. 三级管理：护士接班时提前检查并核对抢救车内药物，急救药物责任护士每周定期检查并及时更换临近失效期药物，急救主管护师定期巡查抢救车内药物并检查记录本登记情况。

第三节　基本急救设备

基本急救设备是指抢救时必备的常规医疗设备。口腔诊室的基本急救设备应该包括氧气瓶、简易呼吸器、血压计、药物注射器、强力吸引器和除颤仪。

一、氧气瓶

1. 使用方法

（1）连接：先将湿化瓶内灌入蒸馏水，注水量不高于瓶体最高水位线，然后安装湿化瓶，最后连接一次性吸氧管。

（2）调节氧流量：打开总开关，调节流量表，检查一次性吸氧管是否通畅；按病情需要调节氧流量，抢救时需使用高流量（6～9 L/min），持续时间不超过 10 分钟，一般情况下采用中流量（3～6 L/min）或低流量（1～3 L/min）。

（3）输氧：用生理盐水棉签湿润患者鼻腔，并确认鼻腔无破损后将鼻导管放入患者鼻前庭处，用胶布协助固定，开始输氧。

（4）关闭：输氧结束后，先取下鼻导管，然后关闭流量表，再关闭总开关，最后再次打开流量表放出余气后关闭。

2．注意事项

（1）输氧过程中应保持患者呼吸道通畅，并保持吸氧管路通畅，无打折、扭曲，无分泌物堵塞。

（2）面罩输氧时，应经常检查患者面部及耳廓皮肤的受压情况，防止鼻面部压迫性损伤。

（3）输氧时需先调节好氧流量，再与患者连接。输氧过程中如需调节氧流量，须先取下鼻导管或面罩。停氧时需先取下鼻导管或面罩，再关闭氧流量表。

（4）使用氧气瓶输氧时应注意防火、防油、防热、防震。

（5）氧气瓶使用后剩余气体的压强小于 0.05 MPa 时，需进行灌装充气。

二、简易呼吸器

简易呼吸器包括面罩、单向阀、氧气储气阀和氧气储气袋。

1．使用方法

（1）医患准备：①患者仰卧位，施救者位于患者头部的上方；②将患者头部偏向一侧，清除口腔内分泌物及义齿等可见的异物，扶正头部，托起下颌使其头部向后仰（仰头抬颏法），保持气道通畅。

（2）操作步骤：将面罩扣住患者口鼻，并用拇指和示指紧紧按住面罩，其他手指则紧按下颌的骨性部分，形成"EC"手法固定面罩；另一只手挤压球体，将气体送入患者肺中。吸气与呼气时间比应为 1 : 1。

2．注意事项

（1）有氧源时，氧流量调至 8 ~ 10 L/min，挤压球体 1/2，潮气量为 6 ~ 8 ml/kg。

（2）无氧源时，应去除氧气储气袋，挤压球体 2/3，潮气量为 10 ml/kg。

（3）接氧气时，注意检查氧气管是否紧实。

（4）操作过程中单向阀如受到呕吐物、血液等污染，应及时清洗。

3. 设备保养：使用后先将简易呼吸器各配件拆开，储氧袋及球体用 500 mg/L 含氯消毒液擦拭，消毒后的配件进行干燥处理，检查确认无损坏后组装备用。

三、除颤仪

由于口腔诊室发生急救事件概率较低，建议选择自动体外除颤仪（automated external defibrillator，AED）。自动体外除颤仪具有体积小、携带方便、易于操作的优点，并具有自动诊断、自动除颤的功能。自动体外除颤仪一般适用于 8 岁以上或体重＞ 25 kg 的心搏骤停患者。

1. 使用方法

（1）患者准备：患者仰卧，使其左手臂离开胸壁。若患者胸毛较多，需用力压紧电极或剔除胸毛，以免妨碍电极与皮肤的有效接触；若患者出汗较多，应先用毛巾擦干皮肤。

（2）电极摆放：将除颤仪的心肺复苏感应器红"+"字标记放于患者胸骨中央，红"—"线与两乳头对齐，红"I"线与胸骨中心对齐；将红色标示的电极放在患者右上胸壁（锁骨下方），紫色标示的电极放在患者左乳头外侧，上缘距腋窝 7 cm 左右。

（3）操作步骤：打开电源开关，除颤仪自动进入除颤模式。仪器发出语音提示，开始自动分析心律，此时医护人员不要与患者有肢体接触。如果患者发生心室颤动，仪器会发出提示音报警，并开始自动充电；充电完成后，语音提示周围人员清场，施救者确认未与患者接触后，按动电击键（Shock）进行放电除颤。

注意：第一次除颤后，施救者应立即开始心肺复苏术，5 组胸外按压和人工呼吸后再用除颤仪进行心律分析。若心律仍为心室颤动或无脉性室性心动过速，除颤仪会提示需立即再次除颤；如果为无脉性电活动或有脉性室性心动过速或心室停搏，则除颤仪提示继续实施 5 组胸外按压和人工呼吸，如此往复，直至患者心律转为窦性心律或急救专业医师到达。

2. 注意事项：患者装有起搏器或自动体内除颤器时，应略调整电极角度，避免电极与体内装置接触而产生干扰。

3. 设备保养

（1）定期检查设备状态：设备开启时指示器显示红色"×"，并在开机 10 秒后变成绿色"√"，说明设备完好。

（2）每次使用后，用 500 mg/L 含氯消毒液擦拭设备表面。

（3）设备在使用过程中不能更换电池，否则会自动转至非急救模式；当每分钟发出一次声音和文字提示"更换电池"时，需更换电池组，以免意外关机影响使用。

四、急救设备管理

对急救设备同样要做到"四定"，即定人管理、定期清点、定区放置、固定数量，并有严格健全的制度保障，以确保急救设备始终处于良好的备用状态。有条件的单位可以配备抢救车，对其摆放、物品配置和管理等制定相关规定。具体管理必须做到以下四点：

1. 专人管理：指定急救责任护士专职管理，对所负责设备按要求定期保养维护，设备使用后进行清点和性能检测。专职护士必须熟悉急救设备及位置。

2. 固定放置：所有急救设备应摆放于固定位置，不可擅自移动，使用后必须放回原位；急救设备不能擅自外借，以保证可以准确、迅速地及时取用。

3. 层级摆放：急救物品和设备需分类、分区放置，并进行标识。

4. 三级管理：急救设备均需设有保养和使用登记本，护士接班时均需核对物品，责任护士定期记录，急救主管护师定期巡查设备维护状况并检查记录本登记情况。

第四节　基本急救技术

心肺复苏技术是大多数急救流程中必备的最基本的急救技术，熟练掌握心肺复苏技术是对口腔医护人员急救技能的基本要求。定期的急救演练有助于保证急救程序清晰、技术操作准确而流畅，从而提高救治成功率。2019 年 11 月，美国心脏协会在《循环》杂志上最新发布了《2019 美国心脏协会心肺复苏和心血管急救指南——成人基本 / 高级生命支持和院前急救》，沿用 2015、2018 年指南更新评价体系、推荐级别和证据，并进行更新以指导心搏骤停急救工作。国内相关专家和学者亦有相应指南解读发布于中文核心杂志。

一、单人心肺复苏

1. 评估与判断：立即评估患者周边环境，确保急救操作环境安全。如果患者神志突然消失，立即用两指检查颈动脉搏动情况，同时靠近患者面部判断其有无自主呼吸，观察患者胸廓有无呼吸起伏动作，口鼻有无气息呼出，时间不超过 10 秒。如判断颈动脉搏动消失，呼吸、心搏停止，则立即启动急救反应体系，呼叫他人帮助拨打急救电话，记录抢救时间。立即进行胸外按压，有条件者取来自动体外除颤仪。

2. 调整患者体位：置患者于平卧位，躺在坚硬、固定、平坦的地面或物体表面上，解开患者衣扣并松解腰带。

施救者应同时进行以上步骤，以尽快开始首次胸外按压。

3. 胸外按压：术者站立或跪在患者身体一侧。术者两只手掌根部重叠，置于女性患者胸骨中下 1/3 处、男性患者两乳头连线中点处。肘关节伸直，借助身体的重力向患者脊柱方向按压。按压时双臂伸直，利用上身的重量，垂直向下用力，有节奏地按压。按压应使成人及儿童胸骨下陷 5~6cm 或胸部前后径的 1/3（婴儿为 4cm），然后突然放松。按压频率为 100~120 次 / 分。单人抢救时，每按压 30 次，做口对口人工呼吸（见后文）2 次（30：2）。按压 5 个循环周期（约 2 分钟）后对患者做一次判断，包括触摸颈动脉（不超过 5 秒）和观察自主呼吸的恢复（3~5 秒）。如果患者出现生命迹象，也应该停止按压进行判断。

4. 开放气道：用纱布清除患者口鼻分泌物及异物，通过下列方法打开患者呼吸道。

（1）仰头抬颏法：一只手抬起患者颈部，使其头部后仰；另一只手压迫患者前额，保持其头部后仰位置，使患者下颌和耳垂连线与床面垂直。

（2）双手提颌法：一只手将患者的下颌向上提起，另一只手以拇指和示指捏紧患者鼻孔。

5. 人工呼吸：施救者平静吸气后，将口唇紧贴患者口唇，把患者嘴完全包住，深而快地向患者口内吹气，时间持续 1 秒以上，直至患者胸廓向上抬起。此时，立刻脱离接触，面向患者胸部再吸空气，以便再行下次人工呼吸。与此同时，使患者口张开，并松开捏鼻的手指，观察胸部恢复状况，并有气体从患者口中排出。然后再进行第二次人工呼吸。吹气量每次 500 ~ 600 ml。

若配备有简易呼吸器，则在气道开放后，迅速将简易呼吸器的面罩扣在患者口鼻处，面罩应与患者面部紧密贴合，避免漏气。用拇指和示指紧紧按住面罩，其他的手指则紧按住下颌的骨性部分，形成"EC"手法固定面罩，另一只手挤压球体，将气体送入肺中。吸气与呼气时间比应为 1∶1。

2 次人工呼吸后，继续 30 次胸外按压（即按压与通气比为 30∶2）。5 个循环的心肺复苏后，检查患者的主动脉搏动及自主呼吸是否恢复。如仍未恢复，应继续给予 5 个循环的心肺复苏。

二、团队心肺复苏

2015 年的《美国心脏协会心肺复苏和心血管急救指南》，以及 2019 年 11 月公布的《美国心脏协会心肺复苏和心血管急救指南——成人基本 / 高级生命支持和院前急救》均推荐多名施救者形成综合小组，以同时完成多个步骤。口腔诊室最小的医疗团队至少 2 人，可以组成一个最基本的急救小组。如果人人训练有素，加之配合默契，必能高效完成急救工作。

急救小组可以由 1 名医师和 1 ~ 2 名医师或护士组成。主要施救者和团队领导者一般由医师担任，其主要职责是实施基础生命支持，包括评估环境、识别患者意识、调整患者体位、判断主动脉搏动及自主呼吸、实施胸外按压以及除颤仪送达时的电除颤操作等。另外一名成员由护士或医师担任，负责将简易呼吸器和氧气瓶等急救仪器和设备带到急救现场，并辅助主要施救者进行气道管理，如开放气道、使用简易呼吸器进行人工呼吸、连接氧源等。若还能有一位急救小组成员，可由其携带除颤仪到达急救现场并协助安装，辅助前两位成员进行其他急救操作，如准备急救药物、开放静脉、拨打急救医疗电话、监测患者生命体征、记录抢救时间及内容等。

第五节　晕厥的急救流程

口腔门诊常见的危急情况包括晕厥、过度通气、局部麻醉药过量、过敏反应、高血压、低血糖及癫痫样发作（惊厥）、休克、心脑血管事件甚至心搏骤停等。晕厥是最常见的口腔门诊危急情况。晕厥是突然发生的全身肌肉无力、姿势张力丧失、不能站立和意识丧失的一组症状群。其主要原因是各种情况所致的脑组织缺血、缺氧，造成短暂的脑细胞功能紊乱或缺失。

晕厥的病因分类：①反射性晕厥：发生率最高（80%），包括血管减压神经性晕厥、体位低血压性晕厥、动脉窦性晕厥等。②脑源性晕厥：弥漫性脑动脉粥样硬化、脑血管痉挛、高血压脑病等。③心源性晕厥：急性心律失常、排血功能急剧障碍。④代谢性晕厥：低血糖、严重的贫血、过度换气引起的呼吸性碱中毒。⑤窒息性晕厥：严重的低氧血症、急性一氧化碳中毒、药物中毒等。⑥低血容量性晕厥：大量失血及失水。

一、急救原则

晕厥的急救原则是增加脑部血液供应，查明原因，清除诱因，尽早治疗。对导致患者晕厥的原因和危险性进行初步判断，然后采取相应的急救措施并决定是将其送往综合医院还是原地休息观察。原发疾病的判断对于晕厥的现场急救至关重要。

二、急救流程

治疗中遇到患者发生晕厥时，按照图 7-1 中所示流程进行急救。

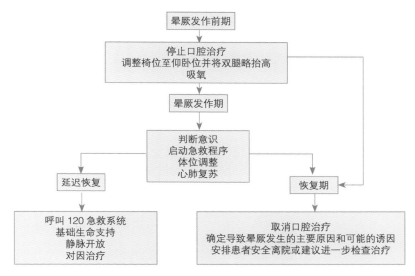

图 7-1　晕厥急救流程

第六节　休克的急救流程

休克是由多种病因引起的，最终以循环血容量减少、组织灌注不足、细胞代谢紊乱和功能受损为主要病理生理改变的综合征，其本质是身体器官需氧量与得氧量的失调。休克按病因可分为过敏性、失血性、感染性、烧伤性、创伤性、心源性和神经性休克。

休克的诊断标准：①有发生休克的病因；②意识异常；③脉搏超过 100 次 / 分，脉细或不能触及；④四肢湿冷，胸骨部位皮肤指压试验阳性（压后再充盈时间大于 2 秒），皮肤花纹，黏膜苍白或发绀，尿量小于 30 ml/h 或无尿；⑤收缩压小于 80 mmHg；⑥脉压小于 20 mmHg；⑦原有高血压者收缩压较原有水平下降 30% 以上。凡符合①，以及②、③、④中的两项和⑤、⑥、⑦中的一项者，即可诊断。

一、急救原则

休克的治疗原则是尽早去除病因，迅速恢复有效循环血量，纠正微循环障碍，增强心肌功能，促进其有效工作，重新建立氧的供需平衡和保持正常的细胞功能。

二、急救流程

治疗中遇到患者发生休克时，按照图 7-2 所示流程进行急救。

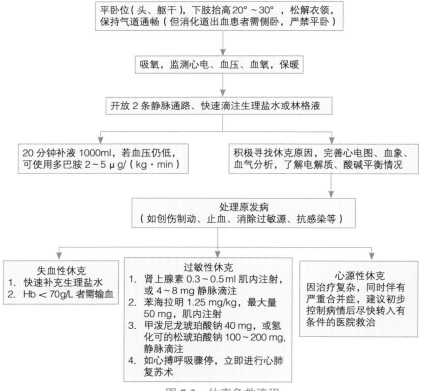

图 7-2 休克急救流程

索 引